Dr. B. Schreuders

Protocollen voor begeleiding van mensen met psychische klachten

We gaan vooruit met volle kracht
We draaien door uit alle macht
We tollen rond en klimmen op
Maar wie vangt, wie zwemt, wie bidt,
wie sust, wie kust, wie blust, wie draagt, wie helpt, wie wacht?

Uit: 'De wereld beweegt' van Wende Snijders

Dr. B. Schreuders

Protocollen voor begeleiding van mensen met psychische klachten

Handleiding voor POH-GGZ en overige zorgprofessionals

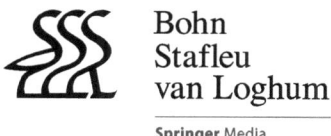
Bohn
Stafleu
van Loghum
Springer Media

Houten 2015

ISBN 978-90-368-0956-6

© 2015 Bohn Stafleu van Loghum, onderdeel van Springer Media BV
Alle rechten voorbehouden. Niets uit deze uitgave mag worden verveelvoudigd, opgeslagen in een geautomatiseerd gegevensbestand, of openbaar gemaakt, in enige vorm of op enige wijze, hetzij elektronisch, mechanisch, door fotokopieën of opnamen, hetzij op enige andere manier, zonder voorafgaande schriftelijke toestemming van de uitgever.

Voor zover het maken van kopieën uit deze uitgave is toegestaan op grond van artikel 16b Auteurswet j° het Besluit van 20 juni 1974, Stb. 351, zoals gewijzigd bij het Besluit van 23 augustus 1985, Stb. 471 en artikel 17 Auteurswet, dient men de daarvoor wettelijk verschuldigde vergoedingen te voldoen aan de Stichting Reprorecht (Postbus 3060, 2130 KB Hoofddorp). Voor het overnemen van (een) gedeelte(n) uit deze uitgave in bloemlezingen, readers en andere compilatiewerken (artikel 16 Auteurswet) dient men zich tot de uitgever te wenden.

Samensteller(s) en uitgever zijn zich volledig bewust van hun taak een betrouwbare uitgave te verzorgen. Niettemin kunnen zij geen aansprakelijkheid aanvaarden voor drukfouten en andere onjuistheden die eventueel in deze uitgave voorkomen.

NUR 871
Basisontwerp omslag: Studio Bassa, Culemborg
Automatische opmaak: Crest Premedia Solutions (P) Ltd., Pune, India

Inhoudelijk adviseur: dr. E. Dozeman
Eindredactie: drs. L. Nekeman-Bakker

Bohn Stafleu van Loghum
Het Spoor 2
Postbus 246
3990 GA Houten

www.bsl.nl

Voorwoord

Maar liefst 40% van alle Nederlanders krijgt in zijn of haar leven te maken met psychische klachten. En dit lijkt eerder een onderschatting dan een overschatting. Vaak zijn mensen prima in staat om deze klachten zelf het hoofd te bieden, al dan niet samen met familie en vrienden. Er is echter ook een aanzienlijke groep mensen die dit niet goed lukt en die hierbij professionele ondersteuning nodig heeft. Zij kloppen doorgaans als eerste aan bij de huisarts. De 'Praktijkondersteuner in de huisartsenpraktijk met een specialisatie in de geestelijke gezondheidszorg' (POH-GGZ), in dienst bij de huisartspraktijk, kan dan uitkomst bieden.

In 2014 is de GGZ drastisch hervormd. Zorgelijk is dat er hierdoor minder ruimte is voor de gespecialiseerde (voorheen: tweedelijns) GGZ. Positief is echter dat de mogelijkheden voor de huisartsen om een POH-GGZ in dienst te nemen, verbeterd zijn. In 2013 werkte nog maar een derde van alle huisartsen samen met een POH-GGZ, maar op dit moment (2015) is dat al ruim twee derde en er wordt verwacht wordt dat dit aantal in de toekomst nog toe zal nemen. Dit is positief omdat een toename van POHs-GGZ betekent dat de drempel tot psychische hulpverlening is verlaagd: de zorg wordt immers dichtbij huis geboden en de hulp via de huisartspraktijk is minder stigmatiserend. Bovendien hoeft de patiënt niet te betalen voor deze hulp.

Wat kan een patiënt verwachten van een POH-GGZ? In ieder geval dat deze, in overleg met de huisarts en de patiënt zelf, goed kan beoordelen welke zorg nodig en gewenst is. Bij patiënten met milde klachten is verwijzing naar de basis-GGZ of de gespecialiseerde GGZ niet nodig. Idealiter biedt de POH-GGZ hen kortdurende interventies aan waarvan de werkzaamheid is aangetoond door middel van wetenschappelijk onderzoek. Uitgangspunt is dat datgene wordt geboden waardoor de patiënt de problemen zelf weer aan kan en waardoor zijn of haar zelfredzaamheid wordt vergroot. Het kan gaan om (begeleide) zelfhulpinterventies via boeken of internet, maar ook om een aantal gesprekken met de POH-GGZ in de huisartspraktijk.

Maar waar te beginnen als je als POH-GGZ op zoek bent naar goede, wetenschappelijk onderbouwde, interventies? Door de vele beschikbare boeken, geordend naar stoornis of methodiek, is het lastig om door de bomen het bos nog te zien. Precies om deze reden ben ik blij dat Bettine Schreuders – met Els Dozeman als inhoudelijk adviseur – het initiatief heeft genomen om het boek te schrijven dat nu voor u ligt. Het is het eerste boek dat specifiek gericht is op de dagelijkse praktijk van de POH-GGZ. Het gaat in op de psychische klachten die het meest voorkomen in de huisartspraktijk. Op heldere en toegankelijke wijze wordt uiteengezet hoe deze verschillende problemen kunnen worden aangepakt. Uiteraard is dit alleen in de praktijk te brengen door voldoende opgeleide professionals met goede vaardigheden in gesprekstechnieken. Dit praktische boek, gebaseerd op de cognitieve gedragstherapie, is een heel goede stap naar een kwalitatief goede GGZ voor iedereen!

Prof. dr. Annemieke van Straten
Hoogleraar Klinische Psychologie, tevens POH-GGZ

Leeswijzer

Praktijkondersteuners in de huisartsenpraktijk met een specialisatie in de geestelijke gezondheidszorg (POH-GGZ) zijn niet meer weg te denken binnen een hoogwaardige geestelijke gezondheidszorg in Nederland. Wat op dit moment ontbreekt, is een handleiding waarmee iedere POH-GGZ onmiddellijk aan de slag kan zonder eerst een aparte training te hoeven volgen of een specialistisch boek te lezen – een handleiding voor kortdurende begeleiding van klachten en problemen waarbij geen sprake is van een stoornis. En waarbij elke andere professional die beroepsmatig te maken heeft met het begeleiden van mensen met problemen eveneens zijn voordeel kan doen.

Hiermee beschikt de POH-GGZ over een overzicht van de belangrijkste behandelprotocollen voor zijn dagelijkse praktijk. Dit boek bevat zes protocollen voor de behandeling van veel voorkomende psychische klachten. Elke sessie is stapsgewijs beschreven en voorzien van werkbladen met oefeningen voor de patiënt. De praktische uitleg van de toe te passen methoden en de beschikbaarheid van werkbladen voor patiënten geven houvast in elke behandelsessie.

Achtergrond

Bijna de helft van alle mensen in Nederland heeft ooit in het leven een psychische stoornis gehad. Daarvan komen stemmingsstoornissen, angststoornissen en middelenstoornissen ongeveer even vaak voor (Linden van der e.a. 2004). Wanneer we wereldwijd vragen hoe érg mensen psychische klachten vinden, van alle klachten en ziektes die er zijn, blijkt dat mensen de psychische klachten op nummer twee zetten (Vos e.a. 2012). Ruim twintig procent van de volwassenen in Nederland had jaarlijks een klacht van psychische, psychosociale of psychosomatische aard en ongeveer driekwart daarvan ging daarmee naar de huisarts (De Graaf et al., 2010.)

Wijzigingen in de GGZ

Sinds 1 januari 2014 wordt geestelijke gezondheidszorg (GGZ) op drie niveaus aangeboden: de GGZ-zorg van de huisarts met ondersteuning van een POH-GGZ, de basis-GGZ en de specialistische GGZ. De voormalig eerstelijns psychologen vallen nu onder de basis-GGZ, evenals de kortdurende behandelingen die voorheen in de tweede lijn werden gegeven. Het resterende deel van de tweedelijns zorg heet specialistische zorg. Dat betekent dat er geen eerste- en tweedelijns zorg meer is. We spreken nu van basis- en specialistische GGZ, naast de huisartsenzorg waar ook GGZ-zorg is geïmplementeerd (zie figuur).

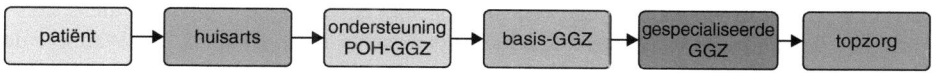

Het doel van deze wijziging is de (steeds toenemende) kosten van de zorg te verminderen, zodat kwalitatief goede zorg voor iedereen beschikbaar blijft. Dit heeft verregaande consequenties voor iedereen die met de geestelijke gezondheidszorg te maken heeft. Zo wordt van patiënten verwacht dat ze een actieve, beoordelende rol aannemen wanneer zij zorg nodig hebben en dat zij zelf meer vaardigheden en kennis aanleren om hun eigen gezondheid te onderhouden. Van huisartsen wordt verwacht dat ze psychische klachten eerder gaan aanpakken en doeltreffender gaan verwijzen. In alleen al de eerste helft van 2014 heeft 21 % meer mensen met psychische klachten de huisarts geconsulteerd in vergelijking met het jaar daarvoor (Verhaak, 2014). Sinds de grootscheepse verandering van de GGZ in januari 2014 is er dus een toename van 21 % van mensen met psychische klachten in de huisartsenpraktijk. Er is dus een duidelijke noodzaak om deze zorg zo effectief mogelijk te leveren.

Protocollen in deze handleiding

In deze handleiding voor de POH-GGZ is gekozen is om de focus te richten op de meest voorkomende klachten in de huisartsenpraktijk. Dat betekent dat achtereenvolgens angst en depressieve klachten, stress-/overspanningsklachten, slaapproblemen en problemen met alcohol aan de orde komen. Het achterliggende model binnen de aangereikte protocollen is de cognitieve gedragstherapie. Vanuit dit generalistische model kunnen vergelijkbare elementen bij verschillende klachten ingezet worden. Een actieve werkhouding van de patiënt is een belangrijk uitgangspunt binnen alle protocollen. De werkwijze is oplossingsgericht en zoekt naar wat er wél mogelijk is.

Alle protocollen zijn ingebed in een wetenschappelijk onderbouwde hulpverleningspraktijk, maar het reikt buiten het doel van dit boek om ieder protocol te ondersteunen met empirische evidentie. De protocollen in deze handleiding sluiten aan bij de *Handleiding bouwstenen zorgpaden Basis GGZ* (een coproductie van het Trimbos-instituut en het ROS-netwerk) en de *Protocollaire GGz* van het Nederlands Huisartsen Genootschap (NHG). De protocollen kunnen worden uitgevoerd in samenwerking met de huisarts wanneer er bijvoorbeeld medicamenteuze begeleiding nodig is.

De *Protocollaire GGZ* (zie 'stappen bij stepped care', pag. 43, 44) beveelt zelfhulp aan als optie in de huisartsenpraktijk en daarom geven we bij ieder hoofdstuk een suggestie voor begeleide zelfhulp en onbegeleide zelfhulp. Patiënt en hulpverlener kunnen samen kiezen om te starten met zelfhulp of direct te starten met de face-to-face begeleiding.

Aan de slag!

De huisarts verwijst naar de POH-GGZ en heeft de (contra-)indicatie en de ernst van de klacht ingeschat. Wij besteden in dit boek hier daarom geen aandacht aan. De POH-GGZ dient altijd in samenspraak met de patiënt een afweging te maken voor de focus van de behandeling. Het eerste gesprek tussen POH-GGZ en patiënt richt zich op een inventarisatie van de klachten, de omstandigheden en de mogelijkheden van de patiënt en diens hulpvraag aan de hand van SCEGS (zie 'Klachtenexploratie' in *Protocollaire GGZ*). Wanneer de klacht verhelderd is en de focus van de behandeling is gekozen kan een keuze gemaakt worden voor een bijpassend protocol uit deze handleiding. De titel van ieder hoofdstuk bevat de klacht waarbij de interventie bij voorkeur wordt toegepast. Uiteraard monitort de POH-

GGZ tijdens zijn begeleiding de ernst van de klachten en overlegt zo nodig met de huisarts over verwijzing.

Elk hoofdstuk start met een uitleg van de werkzaamheid, de rationale van het beschreven protocol. Daarna volgt een korte verwijzing naar toepasselijke richtlijnen, zodat de lezer weet waar onderbouwing van de behandeling terug te vinden is. Daarnaast zijn verwijzingen opgenomen naar de *Handleiding bouwstenen zorgpaden basis GGZ* en *Protocollaire GGz* en worden er suggesties voor zelfhulp gedaan. Vervolgens beschrijft elk protocol stapsgewijs de inhoud en de opbouw van de verschillende sessies die de hulpverlener kan volgen. Daarnaast is er aandacht voor de voorbereiding en de benodigde materialen per sessie.

- **Werkbladen**

Per protocol zijn werkbladen beschikbaar die in de sessie gebruikt worden. Deze werkbladen zijn toegevoegd in de bijlage achterin het boek en kunt u bovendien makkelijk downloaden. Ga hiervoor naar de website: ▶ http://extras.springer.com/. Vul in het zoekveld *Search ISBN* het ISBN van het boek in: 978-90-368-0956-6. De werkbladen zijn ook te downloaden vanaf ▶ http://www.binnendelijnen.nu/boek/werkbladen.

Aan het einde van ieder hoofdstuk staat beschreven hoe de lezer zich kan verdiepen in een specifieke manier van begeleiden of de begeleiding van een specifieke klacht, mocht daar behoefte aan zijn. Ten slotte besteedt elk hoofdstuk aandacht aan variaties op het protocol die mogelijk zijn wanneer er sprake is van een doelgroep die moeite kan hebben met het volgen van het protocol zoals ouderen, of niet-Nederlandstaligen.

De protocollen zijn geschreven met de beschikbare tijd in de huisartsenpraktijk voor ogen. Hierbij is nu uitgegaan van 5 sessie van 30 minuten en in de 'uitgeklede versie' 1 of 2 sessies van 30 minuten. Dit is overigens slechts mogelijk wanneer de hulpverlener voldoet aan een basisniveau van vaardigheden. Dit betekent in onze visie dat de lezer minimaal op mbo-niveau is opgeleid en ervaren is in gespreksvoering. Gesprekstechnieken zoals Motiverende Gespreksvoering of technieken als het 'slecht nieuwsgesprek' vallen buiten beschouwing van dit boek.

Ten slotte

Hoewel deze handleiding geschreven is voor de POH-GGZ in de huisartsenpraktijk, kan het ook een handig hulpmiddel zijn voor andere hulpverleners zoals coaches, counselors, maatschappelijk werkers, verpleegkundigen, toegepast psychologen of studenten. Iedereen die beroepsmatig te maken heeft met het begeleiden van mensen met problemen (zoals coaches, therapeuten, hbo- toegepaste psychologen, verpleegkundigen, fysiotherapeuten, complementaire geneeskundigen, vrijwilligers in de zorg, geestelijk werkers, diëtisten, ervaringsdeskundigen die werkzaam zijn in de GGZ en natuurlijk huisartsen die zelf de begeleiding op zich willen nemen) kan zijn voordeel doen met de aangereikte methoden in dit handleiding.

Dr. Bettine Schreuders en dr. Els Dozeman

Dankwoord

Dit boek heb ik niet alleen geschreven en daarom een kort woord van dank aan iedereen die een bijdrage heeft geleverd. Een speciaal woord van dank voor de inhoudelijk adviseur van dit boek, dr. E. Dozeman. Els, in tijden van twijfel wist jij altijd weer de weg te wijzen en het pad te plaveien. Al jouw commentaar is constructief en getuigt van veel ervaring en deskundigheid.

Daarnaast wil ik de zorgprofessionals bedanken die tijd hebben vrijgemaakt om van gedachten te wisselen over het boek, vragen te beantwoorden of toevoegingen te schrijven:
- Prof. dr. A. van Straten; Annemieke, jouw visie op de GGZ is van onschatbare waarde geweest en heeft gezorgd voor een kwaliteitsslag.
- Prof. dr. P. van Oppen; Patricia, op jouw kennis en kunde heb ik altijd vertrouwd; je was een belangrijke opleider voor mij en natuurlijk mijn copromotor. Het voelt als een zegening en een geruststelling dat je de tijd hebt genomen uitgebreid antwoord te gegeven op mijn vragen over de cognitieve gedragsbegeleiding bij paniek en piekeren.
- Prof. dr. G. Westerhof; Gerben, de snelheid waarmee we gewerkt hebben getuigt van een enorme flexibiliteit en je bijdrage aan het hoofdstuk 3 was precies die toevoeging die nodig was voor de doelgroep van dit boek.
- Bijzonder erkentelijk ben ik ook drs. B. Overbeek en drs. H. Lammers- van der Holst voor de bijdrage die zij hebben geleverd aan respectievelijk de hoofdstukken over stress en slaap. Zij zijn, geheel terecht, experts in hun vakgebied.
- Voor het bewerken van het document en meedenken waar nodig, gaat mijn grote dank uit naar drs. L. Nekeman-Bakker. Leonie, vanwege jou is het woord 'werkpaard' uitgevonden.

Ik bedank ook al mijn lieve familie en schoonfamilie, vrienden en kennissen voor het tolereren dat ik er even niet was, het bieden van afleiding en oppas, de bemoedigende woorden, het tonen van interesse of het bieden van een rustige werkplek.

Ten slotte wil ik de uitgever bedanken voor het vertrouwen.

Bettine Schreuders

Inhoud

1	**Cognitieve Gedrags Begeleiding bij paniek en piekeren**	1
1.1	Rationale	2
1.2	Richtlijnen bij angststoornissen	5
1.3	Richtlijnen bij piekeren	6
1.4	Protocol Cognitieve Gedrags Begeleiding	7
1.5	Aanpassingen bij piekeren	16
1.6	Mogelijke hindernissen	20
1.7	Aanpassingen	20
1.8	Werkbladen	21
2	**Problem Solving Treatment bij somberheid en inactiviteit**	23
2.1	Rationale	24
2.2	Richtlijnen bij somberheid en inactiviteit	24
2.3	Protocol Problem Solving Treatment	25
2.4	Mogelijke hindernissen	32
2.5	Aanpassingen	32
2.6	Werkbladen	33
3	**'Dierbare herinneringen' bij depressieve klachten en aanpassingsproblemen**	35
3.1	Rationale	36
3.2	Richtlijnen bij het protocol 'Dierbare herinneringen'	36
3.3	Protocol	37
3.4	Mogelijke hindernissen	44
3.5	Aanpassingen	44
3.6	Werkbladen	45
4	**Begeleiding bij stress**	47
4.1	Rationale	48
4.2	Richtlijnen bij stress	48
4.3	Protocol	49
4.4	Mogelijke hindernissen	57
4.5	Aanpassingen	57
4.6	Werkbladen	58
5	**Begeleiding bij slaapproblemen**	59
5.1	Rationale	60
5.2	Richtlijnen bij slaapproblemen	60
5.3	Protocol	61
5.4	Mogelijke hindernissen	71
5.5	Aanpassingen	71
5.6	Werkbladen	71

6	**Begeleiding bij problemen met alcoholgebruik**	73
6.1	Rationale	74
6.2	Richtlijnen bij alcoholproblemen	74
6.3	Protocol	75
6.4	Mogelijke hindernissen	84
6.5	Aanpassingen	85
6.6	Werkbladen	85

Bijlagen

Werkbladen	89
Geraadpleegde literatuur	139
Register	143

Cognitieve Gedrags Begeleiding bij paniek en piekeren

1.1 Rationale – 2

1.2 Richtlijnen bij angststoornissen – 5
1.2.1 Multidisciplinaire richtlijn bij angststoornissen – 5
1.2.2 Protocollaire GGZ – 6
1.2.3 Handleiding bouwstenen – 6
1.2.4 Zelfhulp online – 6

1.3 Richtlijnen bij piekeren – 6
1.3.1 MDR – 6
1.3.2 Protocollaire GGZ – 6
1.3.3 Handleiding bouwstenen – 7
1.3.4 Zelfhulp online – 7

1.4 Protocol Cognitieve Gedrags Begeleiding – 7
1.4.1 Sessie 1 CGB – 7
1.4.2 Sessie 2 CGB – 9
1.4.3 Sessie 3 CGB – 13
1.4.4 Sessie 4 CGB – 14
1.4.5 Sessie 5 CGB – 15

1.5 Aanpassingen bij piekeren – 16
1.5.1 Sessie 1 piekeren – 18
1.5.2 Sessie 2 piekeren – 19

1.6 Mogelijke hindernissen – 20

1.7 Aanpassingen – 20

1.8 Werkbladen – 21

1.1 Rationale

Er bestaan veel verschillende soorten klachten die veroorzaakt worden door angst (bijvoorbeeld hartkloppingen, zweten, trillen, wazig zien, benauwdheid, druk op de borst, tintelende vingers en duizeligheid). Mensen hebben over het algemeen niet snel de neiging om hulp te zoeken voor deze klachten bij de huisarts. Wanneer zij dat wel doen betreft het bijna altijd mensen die paniekaanvallen hebben en ook specifieke situaties vermijden. Ook mensen die bovenmatig piekeren, oftewel zich voortdurend zorgen maken over uiteenlopende zaken, komen bij de huisarts voor hulp.

In dit hoofdstuk beschrijven we de Cognitieve Gedrags Begeleiding (CGB) bij deze beide klachten. Er zijn twee verschillende soorten angst te onderscheiden: angstaanvallen en paniekaanvallen. Angstaanvallen worden veroorzaakt door angst die steeds oploopt en waarvan mensen meestal wel weten wanneer het komt, dat het komt én dat het oploopt. Dit in tegenstelling tot paniekaanvallen, waarvan het kenmerk is dat 'ze uit de lucht komen vallen'. Wanneer patiënten last hebben van paniekaanvallen zal het lijken alsof deze er ineens zijn, zonder aanleiding.

In onze introductie leggen we zowel angst- als paniekaanvallen uit, maar de behandeling richt zich op paniekaanvallen. Feitelijk gaat er altijd een gedachte aan paniek- en angstaanvallen vooraf, maar deze gaat zó snel en automatisch dat patiënten zich er niet bewust van zijn. Deze gedachte wordt vaak opgewekt door een bepaalde situatie.

De volgende voorbeelden kunnen heel goed duidelijk maken wat het verschil is tussen gedachten over een situatie en het effect ervan op de gedachten en angst die patiënten kunnen ervaren:

> **Voorbeelden**
> Voorbeeld 1: U ligt in bed, u bent alleen thuis. U heeft op de Facebookpagina van de wijk waar u woont gelezen dat er recentelijk meer inbraken zijn gepleegd dan voorheen. U kent een vriendin bij wie ooit is ingebroken en die vriendin heeft daar nog vaak last van, ze is zelfs onder behandeling bij een psycholoog omdat ze er slecht van slaapt. U voelt erg met haar mee; het lijkt u ook heel eng als er ingebroken wordt wanneer u thuis bent. U hoort een geluid bij de keukendeur die grenst aan de achtertuin. Het lijkt wel een soort geschraap…
> Voorbeeld 2: U ligt in bed, u bent alleen thuis. U heeft op de Facebookpagina van de wijk waar u woont gelezen dat er recentelijk meer inbraken zijn gepleegd dan voorheen. U heeft een vriendin bij wie ooit is ingebroken en die vriendin heeft daar nog vaak last van, ze is zelfs onder behandeling bij een psycholoog omdat ze er slecht van slaapt. U ligt te denken aan de inentingen van de kat en wanneer deze weer gedaan moeten worden. U hoort een geluid bij de keukendeur die grenst aan de achtertuin. Het lijkt wel een soort geschraap…

In het eerste voorbeeld zou een vervolggedachte kunnen zijn: 'o jee, er wordt ingebroken! Ik krijg zo inbrekers in huis! Ik bevind me in een gevaarlijke situatie!' Deze gedachten zullen angst oproepen.

In het tweede voorbeeld zou een vervolggedachte kunnen zijn: 'hè gets! Ik ben vergeten de kat binnen te laten en die staat nu aan de deur te krabben'.

1.1 · Rationale

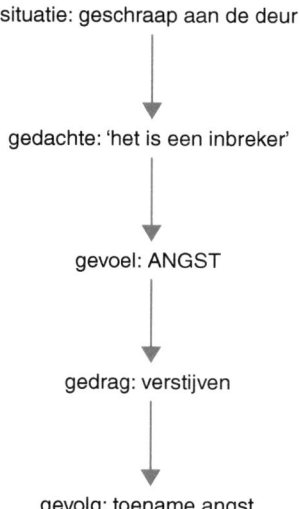

Figuur 1.1 Schema angst.

In het eerste voorbeeld zou het gedrag wat op de gedachte volgt kunnen zijn om uit bed te gaan, een honkbalknuppel te pakken en naar beneden te lopen. Of om de telefoon te pakken en de politie te bellen. Of te verstijven en te blijven liggen. Al dit gedrag leidt tot nog meer angst.

In het tweede voorbeeld laat u de kat binnen. Dit leidt niet tot angst.

In een schema ziet dit er uit als in ◘ fig. 1.1.

Bij mensen met paniekaanvallen zit er nog 'een stapje tussen'.

Het volgende voorbeeld zal dit duidelijk maken:

> **Voorbeeld**
> U wordt 's ochtends wakker en u heeft een onbestemd en raar gevoel, zomaar. U heeft wel eens gelezen dat mensen die een hartinfarct hebben gehad ook van te voren een onbestemd en raar gevoel hadden. U denkt dat dit bij u ook wel eens het geval zou kunnen zijn. Vooral omdat u nu, eenmaal wakker, ook merkt dat u druk op de borst heeft, een tintelende linkerarm en tintelende vingers. Uw ademhaling gaat moeilijker, u krijgt het benauwd en u begint vlekjes voor uw ogen te zien.

Het gedrag dat op deze 'gedachte-op-gedachte' volgt, kan zijn om 112 te bellen of iemand anders te waarschuwen. Dit gedrag zal hoogstwaarschijnlijk leiden tot meer angst. Schematisch ziet dit er uit als in ◘ fig. 1.2.

In dit protocol zullen we de angst aanpakken door de gedacht-op-gedachte te herkennen, uit te dagen door middel van allerlei technieken en experimenten en te vervangen door rationele en geruststellende gedachten.

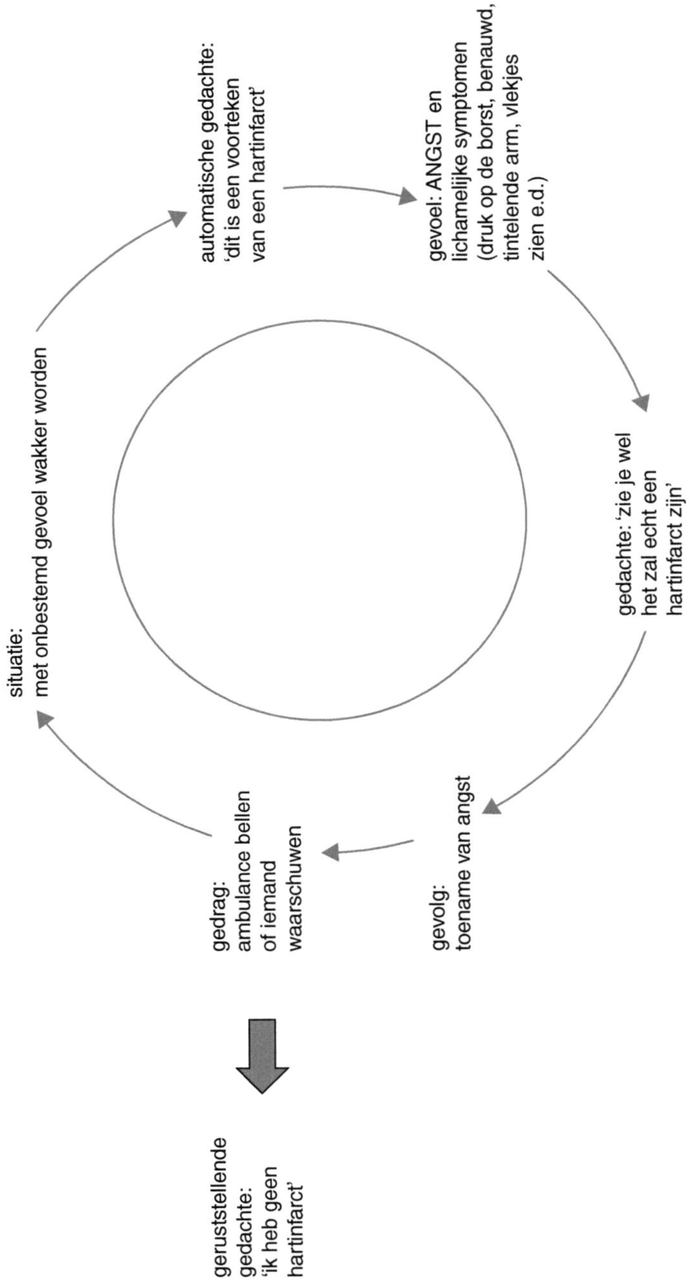

Hoofdstuk 1 · Cognitieve Gedrags Begeleiding bij paniek en piekeren

situatie: met onbestemd gevoel wakker worden

automatische gedachte: 'dit is een voorteken van een hartinfarct'

gevoel: ANGST en lichamelijke symptomen (druk op de borst, benauwd, tintelende arm, vlekjes zien e.d.)

gedachte: 'zie je wel het zal echt een hartinfarct zijn'

gevolg: toename van angst

gedrag: ambulance bellen of iemand waarschuwen

geruststellende gedachte: 'ik heb geen hartinfarct'

Figuur 1.2 Schema paniekaanvallen.

1.2 Richtlijnen bij angststoornissen

1.2.1 Multidisciplinaire richtlijn bij angststoornissen

In de multidisciplinaire richtlijn (MDR) voor angststoornissen (zie literatuurlijst) wordt het volgende aanbevolen voor paniek:

Angststoornissen – paniekmanagement

'De Richtlijnwerkgroep is van mening dat wanneer angst voor paniek en het regelmatig vóórkomen van paniek het klinisch beeld in belangrijke mate bepalen en er sprake is van beperkt vermijdingsgedrag paniekmanagement de eerste keus psychotherapeutische interventie is.

Bij paniekmanagement (PM) wordt geadviseerd methodes te gebruiken die voldoen aan een voldoende combinatie van [de hierboven beschreven] kenmerken (herinterpretatie, coping en blootstelling aan interne lichamelijke sensaties). Paniekmanagement moet worden toegepast gedurende een periode van één tot drie maanden. Patiënten moeten daarnaast frequent oefenen buiten de therapiezittingen. Er zijn geen overwegende bezwaren tegen PM in groepsverband.

Verschillende varianten van PM kunnen worden toegepast zolang een geruststellende herinterpretatie, interne exposure en coping deel uitmaken van de interventie en zolang de behandeling gedurende minimaal een maand wordt voortgezet.'

In de MDR voor angststoornissen (zie literatuurlijst) wat betreft vermijding wordt het volgende aanbevolen bij vermijding (agorafobie):

Angststoornissen – exposure

'Exposure in vivo is een effectieve interventie bij paniekstoornis met agorafobie. Zeker daar waar vermijding een belangrijk element is in het ziektebeeld, bestaat geen reden om a priori een andere psychologische interventie toe te passen dan exposure in vivo.

Exposure in vivo moet zo mogelijk dagelijks worden toegepast gedurende minimaal een uur per keer. De behandeling moet minimaal twaalf weken worden volgehouden. Het is van belang dat de patiënt uiteindelijk alleen en zelfstandig exposure uitvoert. Het is wel van belang dat de therapeut nauw betrokken is bij het opstellen van het exposureprogramma (onder individuele begeleiding 1 keer per week) en bij het monitoren ervan. Wanneer het risico op drop-out hoog wordt ingeschat kunnen intensiteit en frequentie van de exposurebehandeling naar beneden worden bijgesteld.

Voor afsluiting van de therapie lijkt het zinvol om patiënten alert te maken op mogelijke signalen voor terugval. Aansluitend kan hun worden geleerd om anders met deze signalen om te gaan dan voor de start van de behandeling. Het anders omgaan met deze signalen kan bestaan uit het anders duiden en interpreteren ervan en niet toegeven aan de drang tot vermijding van situaties. Nadat een behandeling met goed resultaat is afgesloten, is het verstandig om goede afspraken te maken met de patiënt en de huisarts over mogelijkheden om snel in te grijpen bij mogelijke terugval.'

1.2.2 Protocollaire GGZ

In de *Protocollaire GGZ* (Venrooij 2014, pag. 103) is de aanbeveling 'stepped care', ná zelfhulp of kortdurende begeleiding op basis van cognitieve gedragstherapie, gedragstherapie of Problem Solving Treatment (PST).

1.2.3 Handleiding bouwstenen

De *Handleiding bouwstenen zorgpaden basis ggz* (Trimbos-instituut & ROS-netwerk 2012) adviseert:

» (…) het aanbieden van basis interventies. Onder basis interventies worden in dit programma verstaan: actief volgen en psycho-educatie. […] Kortdurende behandeling of cognitieve gedragstherapie (kortdurend) behoren ook tot de eerste stap interventies. Bij de behandeling van een angststoornis kan uitleg over de vicieuze cirkel, uitlokkende en in stand houdende factoren bijdragen aan een vermindering van de klachten.' «

In ▶ par. 1.4 beschrijven we een protocol voor paniekmanagement gebaseerd op CGT, met daarin psycho-educatie en uitleg over de vicieuze cirkel en bijbehorende factoren.

1.2.4 Zelfhulp online

- **Onbegeleide zelfhulp:**
  - angst.mirro.nl
  - educatie.ntr.nl/angstdebaas

- **Begeleide zelfhulp:**
  - interapy.nl/paniekaanval

1.3 Richtlijnen bij piekeren

1.3.1 MDR

In de MDR voor angst (zie literatuurlijst) is de aangewezen interventie bij overmatig piekeren (ook wel gegeneraliseerde angststoornis (GAS) genoemd) individuele cognitieve gedragstherapie. Deze vindt u in het boek uitgewerkt in een protocol en is te vinden op: ggzrichtlijnen.nl.

1.3.2 Protocollaire GGZ

In de *Protocollaire GGZ* (Venrooij 2014) wordt geen onderscheid gemaakt tussen de angststoornissen en is dus ook bij piekeren/GAS het advies om kortdurende begeleiding op basis van cognitieve gedragstherapie, gedragstherapie of PST te geven.

1.3.3 Handleiding bouwstenen

Ook de *Handleiding bouwstenen zorgpaden basis ggz* (Trimbos-instituut & ROS-netwerk, 2012) maakt geen onderscheid tussen angststoornissen en adviseert CGT (zie richtlijn paniek). In het hiernavolgende hoofdstuk beschrijven we een protocol voor piekeren gebaseerd op CGT, met daarin psycho-educatie en uitleg over de vicieuze cirkel en bijbehorende factoren.

1.3.4 Zelfhulp online

- **Onbegeleide zelfhulp:**
- snelbeterinjevel.nl (minder piekeren)

- **Begeleide zelfhulp:**
- Piekeren.com

1.4 Protocol Cognitieve Gedrags Begeleiding

De werkzame elementen bij de behandeling van angst en paniek zijn:
- voorlichting (psycho-educatie);
- het vervangen van gedachten (geruststellende herinterpretatie);
- oefenen met de symptomen (blootstelling aan de lichamelijke sensaties, zie ook exposure).

Deze elementen worden achtereenvolgens in sessie 1 (psycho-educatie), 2 (blootstelling aan lichamelijke sensaties), 3, 4 en 5 (uitdagen en vervangen van gedachten) behandeld.

1.4.1 Sessie 1 CGB

- **Voorbereiden**
- Lees de rationale goed door en zorg dat je deze duidelijk kunt uitleggen.
- Bekijk in het Huisarts Informatie Systeem (HIS) of een somatische oorzaak voor de klachten uitgesloten is. Mocht hier geen duidelijkheid over zijn bespreek dit dan met de huisarts.

- **Klaarleggen**
- Werkblad psycho-educatie.

- **Bespreekpunten**
1. Uitleggen waardoor angstklachten veroorzaakt worden.
2. Uitleggen wat de begeleiding in gaat houden.

Start sessie 1
1. Uitleggen waardoor de angstklachten veroorzaakt worden

Leg de patiënt uit dat gevoelens van angst *altijd* worden vooraf gegaan door een gedachte. Dit zou je als volgt kunnen vertellen aan de patiënt:

Uitleg

U bent hier omdat u angstklachten heeft en vandaag gaan we het hebben over het hoe en waarom van angstklachten. Daarnaast zullen we bespreken wat ik voor u kan betekenen. Om te beginnen is het belangrijk om te weten dat angstklachten altijd voorafgegaan worden door een gedachte. Wij mensen hebben voortdurend veel gedachten die door ons hoofd schieten. Als we ons van al deze gedachten bewust zouden zijn, waren we daar de hele dag mee bezig. We zijn ons van de meeste gedachten niet bewust en we noemen het daarom ook wel 'automatische gedachten'. Deze automatische gedachten kunnen heel geloofwaardig zijn en angst oproepen zonder dat u zich daarvan bewust bent. Ik wil u twee voorbeelden beschrijven.

Voorbeelden

Voorbeeld 1: U ligt in bed, u bent alleen thuis. U heeft op de Facebookpagina van de wijk waar u woont gelezen dat er recentelijk meer inbraken zijn gepleegd dan voorheen. U kent een vriendin bij wie ooit is ingebroken en die vriendin heeft daar nog vaak last van, ze is zelfs onder behandeling bij een psycholoog omdat ze er slecht van slaapt. U voelt erg met haar mee; het lijkt u ook heel eng als er ingebroken wordt wanneer u thuis bent. U hoort een geluid bij de keukendeur die grenst aan de achtertuin. Het lijkt wel een soort geschraap…

Voorbeeld 2: U ligt in bed, u bent alleen thuis. U heeft op de Facebookpagina van de wijk waar u woont gelezen dat er recentelijk meer inbraken zijn gepleegd dan voorheen. U heeft een vriendin bij wie ooit is ingebroken en die vriendin heeft daar nog vaak last van, ze is zelfs onder behandeling bij een psycholoog omdat ze er slecht van slaapt. U ligt te denken aan de inentingen van de kat en wanneer deze weer gedaan moeten worden. U hoort een geluid bij de keukendeur die grenst aan de achtertuin. Het lijkt wel een soort geschraap…

- In het eerste voorbeeld zou een vervolggedachte kunnen zijn: o jee, er wordt ingebroken! Ik krijg zo inbrekers in huis! Ik bevind me in een gevaarlijke situatie! Deze gedachten zullen angst oproepen.
- In het tweede voorbeeld zou een vervolggedachte kunnen zijn: hè gets! Ik ben vergeten de kat binnen te laten en die staat nu aan de deur te schrapen.
- In het eerste voorbeeld zou het gedrag wat op de gedachte volgt kunnen zijn om uit bed te gaan, een honkbalknuppel te pakken en naar beneden te lopen. Of om de telefoon te pakken en de politie te bellen. Of te verstijven en te blijven liggen. Al dit gedrag leidt tot nog meer angst.
- In het tweede voorbeeld laat u de kat binnen. Dit leidt niet tot angst.

In een schema ziet dit er uit als in ◘ fig. 1.1. Bij mensen met paniekaanvallen zit er nog 'een stapje tussen'. Het volgende voorbeeld zal dit duidelijk maken:

Nog een voorbeeld

U wordt 's ochtends wakker en u heeft een onbestemd en raar gevoel, zomaar. U heeft wel eens gelezen dat mensen die een hartinfarct hebben gehad ook van te voren een onbestemd en raar gevoel hadden. U denkt dat dit bij u ook wel eens het geval zou kunnen zijn. Vooral omdat u nu, eenmaal wakker, ook merkt dat u druk op de borst heeft, een tintelende linkerarm en tintelende vingers. Uw ademhaling gaat moeilijker, u krijgt het benauwd en u begint vlekjes voor uw ogen te zien. Het gedrag dat op deze gedachte-op-gedachte volgt kan zijn om 112 te bellen of iemand anders te waarschuwen. Dit gedrag zal hoogst-

> waarschijnlijk leiden tot meer angst, totdat iemand u kan geruststellen en u zelf ook kunt denken: gelukkig, ik heb geen hartinfarct. Het stapje 'ertussen' is dat er allerlei lichamelijke symptomen zijn waarover u gedachten heeft en die (hevige) angst oproepen. Herkent u dit?
> Teken zonodig de schematische weergave hiervan als dat voor de patiënt duidelijker is (zoals in ◘ fig. 1.2).

2. Uitleg begeleiding

> **Uitleg**
> In onze gesprekken gaan we de angst aanpakken door de gedacht-op-gedachte, en de onbewuste automatische gedachten te herkennen, deze kritisch te bekijken en te vervangen door rationele en geruststellende gedachten. Daarnaast gaan we aan de slag met de lichamelijke symptomen en onderzoeken wat ze betekenen. Zullen we afspreken dat we dit de aanstaande vier afspraken gaan doen?

Geef het Werkblad psycho-educatie mee en vraag de patiënt om dit aan iemand in de nabije omgeving uit te leggen (zonder het van het werkblad op te lezen!). Complimenteer de patiënt met de inzet in deze sessie en het aangaan van de vervolgsessies. Vink aan welk huiswerk je hebt meegegeven:
— Werkblad psycho-educatie: …
— Uitleg van oorzaak angst aan iemand in de nabije omgeving: …

1.4.2 Sessie 2 CGB

- **Voorbereiden**
— Lees de rationale goed door en zorg dat je deze nogmaals kunt uitleggen.
— Voorbereiden oefening overademen (hyperventilatieprovocatie).

- **Klaarleggen**
— Werkblad registratie deel 1.

- **Bespreekpunten**
1. Oefening overademen.
2. Een werkblad invullen aan de hand van het voorbeeld.
3. Huiswerk meegeven om zelf werkbladen in te vullen na een angstaanval.

Start sessie 2
- **1. Oefening overademen**

De patiënt heeft informatie verzameld over de gevolgen van de symptomen waarvan de patiënt gelooft dat ze gaan gebeuren. Bespreek deze symptomen. Bespreek samen met de patiënt wat de kenmerken zijn van een paniekaanval en welke symptomen dat geeft. Gebruik hierbij het Werkblad kenmerken van een paniekaanval en vraag na welke symptomen de patiënt heeft. De symptomen ontstaan door de paniek en de hyperventilatie. Om uit te vinden wat de hyperventilatie veroorzaakt bij de patiënt de oefening overademen aangewezen. Voer deze ook uit wanneer de patiënt niet over hyperventilatie klaagt of niet lijkt te hyperventileren. Het roept sowieso gevoelens op die ook tijdens een paniekaanval aanwezig zijn.

▪▪ Oefening overademen

Ga staan en ga 90 seconden snel en diep ademhalen door de mond; let goed op de tijd door de stopwatch in te stellen of je horloge in de gaten te houden. Je zult zelf ook sensaties ervaren, het is prettig om dit al eens gedaan te hebben voordat je dit samen met een patiënt doet. Wacht niet te lang en ga de patiënt van te voren niet te veel geruststellen. Het kan zijn dat de patiënt deze oefening dan gaat vermijden omdat hij bang is voor het ervaren van de symptomen.

Het overademen zorgt voor allerlei symptomen die als vervelend of beangstigend worden ervaren door de patiënt, maar in feite helemaal niet gevaarlijk zijn. Je kunt de patiënt er wel op wijzen dat jij erbij bent en meedoet, leg de nadruk op 'samen'.

NB: Het is noodzakelijk dat je zelf deze oefening al eens gedaan hebt.

Introduceer de oefening bij de patiënt met de volgende tekst:

> **Uitleg oefening overademen**
> Zo meteen gaan wij samen de oefening overademen uitvoeren. Dit betekent dat we allebei gaan staan en gedurende 90 seconden gaan overademen, zoals u dat waarschijnlijk ook doet tijdens een angst- of paniekaanval. U mag tijdens het overademen niet gaan zitten of u ergens aan vasthouden. Ik ga de hele 90 seconden met u meedoen.

Na de oefening moet de patiënt blijven staan totdat echt alle symptomen zijn weggetrokken en daarna pas gaan zitten. Jij doet hetzelfde als de patiënt. Vergeet niet om de patiënten complimenten te geven! Wanneer jullie weer zitten en eventueel wat water hebben gedronken vraag je aan de patiënt:
- Welke symptomen heeft u ervaren?
- In hoeverre waren deze symptomen hetzelfde als bij een paniekaanval?
- Wat is de betekenis van het ervaren van deze symptomen bij deze oefening?
- Hoe hoog is de angst?

Daarna leg je kort uit wat er zojuist in het lichaam gebeurd is.

> **Uitleg**
> Bij hyperventilatie ademen mensen te veel kooldioxide uit en dat verklaart de symptomen. Deze symptomen gaan na maximaal een kwartier weer voorbij ondanks dat u nog steeds overademt, weten we uit onderzoek. Het lichaam past zich vanzelf aan, de symptomen zijn ongevaarlijk. Nog sterker, tijdens sporten of seks overademt u ook, maar dan roept het geen angst bij u op.

Daarna geef je de opdracht mee om thuis nog een of twee keer gedurende 90 seconden te overademen. Let op dat de patiënt bij die oefening geen vermijdingsgedrag vertoont (zoals: telefoon in de hand voor als 'het misgaat', een stoel vasthouden of dicht bij de muur gaan staan, iemand anders in de kamer erbij vragen en dergelijke).

> **Uitleg**
> Bij hyperventilatie ademen mensen te veel koolstofdioxide uit en dat verklaart een groot deel van de symptomen. Om het hyperventileren te stoppen, moet men het koolstofdioxidegehalte weer omhoog krijgen. Voorheen werd vaak aangeraden om in een papieren of plastic zak te ademen, maar uit experimenten is echter gebleken dat het koolstofdioxidegehalte hierdoor te weinig stijgt, en dat dit niet meer effect heeft dan gewoon ademen. Beter is daarom om te proberen rustig adem te halen, bijvoorbeeld door de adem zo lang mogelijk in te houden, uit te ademen en dit te herhalen totdat de symptomen minder worden. Afleiding zoeken kan helpen de ademhaling weer onder controle te brengen (luisteren naar muziek en eventueel meezingen, een gesprek voeren met iemand over iets leuks of interessants, bezig gaan met een hobby).

Bekijk daarna samen de volgende tabellen en leg het nog eens rustig uit. De symptomen van een paniekaanval zijn:
- beven of trillen;
- zweten;
- pijn of druk op/in de borst;
- hartkloppingen;
- duizeligheid;
- misselijkheid;
- tintelingen;
- benauwdheid.

De symptomen van een paniekaanval worden grotendeels veroorzaakt door hyperventilatie. Een paniekaanval gaat vaak samen met angst om flauw te vallen of dood te gaan, omdat men de symptomen inschat als de aankondiging van bijvoorbeeld een hartaanval of flauwvallen.

We geven twee tabellen met de vergelijking van symptomen van een paniekaanval (hyperventilatie) met flauwvallen (tab. 1.1) en een hartinfarct/hartaanval (tab. 1.2).

Bespreek deze symptomen met de patiënt, maar probeer hem niet te overtuigen. Wanneer de patiënt twijfelt aan de waarheid van de tabellen is het belangrijk dat hij gaat uitzoeken hoe het zit, door bijvoorbeeld informatie in te winnen bij experts (zie sessie 4).

■ **2. Een werkblad invullen aan de hand van het voorbeeld**
Pak het *Werkblad registratie deel 1* erbij. Kies een voorbeeld wat de patiënt herkent uit een van de drie voorbeelden die je gebruikt hebt in de uitleg of een eigen voorbeeld van de patiënt (het laatste verdient de voorkeur) en vul samen het werkblad in. Wanneer we voorbeeld 3 gebruiken, kan zo'n ingevuld werkblad er als volgt uitzien:

> **Ingevuld Werkblad registratie deel 1**
> - **Situatie** (waar ben ik, wat gebeurt er?):
>   - Ik lig in bed en ben net wakker.
> - **Welke symptomen heb ik?** (bijv. druk op de borst, benauwd, snelle hartslag, benauwd, duizelig, misselijk, onwerkelijk gevoel, tintelingen in vingers, trillen, zweten etc.):

- Ik heb een onbestemd en raar gevoel, druk op de borst, een tintelende linkerarm en tintelende vingers, ik kan niet goed ademhalen, ik heb het benauwd en ik zie vlekken voor de ogen.
— Wel **gevoel** heb ik? (bijv. angst, woede, verdriet, onrust, spanning):
  – Angst
— Hoe **sterk** is dit gevoel? (gebruik een rapportcijfer van 1–10 waarbij 10 het meest hevig is wat u ooit gevoeld heeft):
  – 7
— **Gedrag** (hoe reageer ik? Wat heb ik gedaan?):
  – Ik heb mijn vrouw wakker gemaakt en die heeft de assistente van de huisarts gebeld.

Wanneer de patiënt het nog niet helemaal begrijpt, vul dan nog een werkblad in met een recent voorbeeld van de patiënt. Het kan zijn dat de patiënt angstig wordt van het beschrijven van dit voorbeeld, stel de patiënt dan niet gerust. Benoem wel dat het de (automatische) gedachten zijn die de patiënt bang maken en dat we die nu juist willen opsporen, de angst zal vanzelf weer afnemen. Het helpt wanneer jij rustig blijft en laat zien dat de gedachten geen invloed op jou hebben

- **3. Huiswerk meegeven om zelf werkbladen in te vullen na een angstaanval**
Geef de patiënt het *Werkblad registratie deel 1* mee met de opdracht om na elke angstaanval een werkblad in te vullen. Patiënt moet zelf even de werkbladen kopiëren of downloaden van de site (extras.springer.com of binnendelijnen.nu/boek/werkbladen.html).
Vergeet niet om de patiënt complimenten te geven voor de inzet in deze sessie! Vink aan welk huiswerk je hebt meegegeven:

Tabel 1.1 Hyperventilatie vs. flauwvallen.

hyperventilatie	flauwvallen
hoge bloeddruk	lage bloeddruk
snelle hartslag door angst	trage hartslag
te veel zuurstof in het bloed	normale hoeveelheid zuurstof in het bloed
bloed wordt rond gepompt	bloed gaat naar belangrijkste organen

Tabel 1.2 Hyperventilatie vs. hartinfarct/hartaanval.

hyperventilatie	hartinfarct/hartaanval
hoge bloeddruk	verstopte kransslagader
snelle hartslag door angst	snelle hartslag door inspanning
teveel zuurstof in het bloed	normale hoeveelheid zuurstof
hart pompt bloed rond	pompen wordt bemoeilijkt door verstopping of pompen stopt
tintelingen in de armen/vingers	algehele malaise
druk op de borst die max. 30 minuten aanhoudt	druk op de borst die niet overgaat

- Nog twee keer oefenen met overademen: …
- *Werkblad registratie deel 1* + downloaden of kopiëren extra werkbladen: …
- Iedere angstaanval registreren op een werkblad: …

1.4.3 Sessie 3 CGB

- **Voorbereiden**
- Lees de uitdaagtechnieken goed door.

- **Klaarleggen**
- Werkblad kenmerken van een paniekaanval.
- Werkblad uitdaagtechnieken.
- 2 x Werkblad registratie volledig.

- **Bespreekpunten**
1. Bespreken kenmerken van een paniekaanval.
2. Uitleg uitdaagtechnieken.
3. Een werkblad invullen aan de hand van een *Werkblad registratie volledig* van de patiënt.

Start sessie 3
- **1. Bespreken kenmerken van een paniekaanval**

We zijn nu toe aan het uitdagen van de automatische gedachten. De patiënt heeft informatie verzameld over de gevolgen van de symptomen waarvan hij of zij gelooft dat deze gaan gebeuren. Bespreek deze symptomen. Bespreek samen met de patiënt wat de kenmerken zijn van een paniekaanval en welke symptomen dat kan geven. Gebruik hierbij het *Werkblad kenmerken van een paniekaanval* en vraag na welke symptomen de patiënt heeft. Leg vervolgens uit dat de kenmerken van een paniekaanval eigenlijk altijd worden veroorzaakt door te snel ademen, ook wel hyperventilatie genoemd, samen met overmatige angst.

- **2. Uitleg uitdaagvragen**

Aan de hand van de gedachten die de patiënt geregistreerd heeft op het registratiewerkblad, kan de volgende stap worden uitgelegd: het 'uitdagen' van gedachten. Pak het *Werkblad registratie volledig* erbij en beantwoord de volgende vragen aan de hand van één gedachte op een registratiewerkblad van de patiënt:
- Welke bewijzen heb ik dat mijn automatische gedachte waar is?
- Welke bewijzen heb ik dat mijn automatische gedachte niet waar is?
- Kan er een andere verklaring zijn voor wat ik voel dan ik nu denk?
- Wat is het ergste wat me kan overkomen? Wat ga ik daarna/daarmee doen?
- Wat is het beste wat me kan overkomen?
- Wat is het meest waarschijnlijke wat me zal overkomen?
- Welk gevoel krijg ik van de automatische gedachte?
- Als ik deze gedachte niet zou hebben, hoe zou ik me dan voelen?
- Als een vriendin of familielid van mij deze gedachte zou hebben, wat zou ik dan zeggen/adviseren?

Met de kennis die hij heeft vergaard en de antwoorden op de uitdaagvragen kan de patiënt nu alternatieve gedachten formuleren.

- **3. Een werkblad invullen aan de hand van een registratiewerkblad van de patiënt**
Schrijf de antwoorden op de uitdaagvragen op het *Werkblad registratie volledig* en schrijf ook de geloofwaardigheid erbij. Wanneer het veel tekst is mag het ook op een apart vel (notitieblok). Voorbeelden van automatische gedachten en alternatieve gedachten zijn:
    - Ik krijg zo een hartaanval.

vs.
    - Deze hartkloppingen betekenen dat ik gespannen ben.

of:
    - Ik zweet dus ik ga zo flauwvallen.

vs.
    - Zweten betekent dat ik een hoge bloeddruk heb en dan kan ik niet flauwvallen.

of
    - Mijn tintelende vingers vertellen mij dat ik zo een hersenbloeding krijg.

vs.
    - Ik heb tintelende vingers omdat ik hyperventileer en dat gaat zo over

Het huiswerk is te blijven registreren met het *Werkblad registratie volledig*. Wanneer de angstaanvallen zijn afgenomen en het niet zeker is dat er een aanval komt, is het huiswerk om een eerder ingevuld werkblad uit te schrijven met de uitdaagvragen en alternatieve gedachten. Geef het *Werkblad uitdaagvragen* mee. Vink aan welk huiswerk je hebt meegegeven:
- Nalezen *Werkblad kenmerken van een paniekaanval*: …
- Gebruiken *Werkblad uitdaagvragen*: …
- Invullen *Werkblad registratie volledig* na iedere angstaanval: …

1.4.4 Sessie 4 CGB

- **Voorbereiden**
- Doorlezen van deze sessie.

- **Klaarleggen**
- Werkblad kenmerken van een paniekaanval.
- Werkblad registratie volledig.

- **Bespreekpunten**
1. Bespreken ingevuld *Werkblad registratie volledig*.

Start sessie 4
- **1. Bespreken ingevuld Werkblad registratie volledig**

In deze sessie bespreek je de ingevulde registratiewerkbladen met daarop de alternatieve gedachten en de lichamelijke symptomen. Wanneer de alternatieve gedachten niet voor 100 % geloofwaardig zijn is het belangrijk om opnieuw naar de lichamelijke symptomen te kijken.

Blijkbaar is de patiënt er niet van overtuigd dat zij een onheilspellende betekenis hebben. Deze sessie is vooral bedoeld om informatie te gaan vergaren ten einde deze betekenis te veranderen.

> **Uitleg**
> Laten we eens kijken naar uw registratiewerkblad; u heeft daarop een aantal lichamelijke symptomen beschreven. U heeft opgeschreven dat u hartkloppingen heeft. Wat denkt u wat er gaat gebeuren wanneer u niet was gaan zitten?

De patiënt geeft aan wat hij denkt wat er was gebeurd wanneer dit symptoom niet was gestopt; de patiënt zal een redenering toepassen dat het leidt tot iets verschrikkelijks zoals een hartaanval of een psychose. Schrijf in duidelijke en bewerende zinnen (geen vragen) nauwkeurig op wat de patiënt zegt. Voorbeelden hiervan zijn:
1. 'Als ik hartkloppingen heb betekent dat dat ik onmiddellijk moet rusten omdat ik anders een hartaanval krijg.'
2. 'Wanneer ik duizelig ben moet ik snel gaan zitten want anders val ik flauw.'
3. 'Als ik dat rare gevoel heb, is dat een aankondiging dat ik gek wordt, dus ik moet mezelf onder controle houden.'

Het is van belang om samen met de patiënt te bekijken hoe en waar de patiënt informatie in kan winnen om te controleren of deze beweringen juist zijn. Het *Werkblad kenmerken van een paniekaanval* kan hierbij een ondersteuning zijn. We geven een aantal voorbeelden:
- Bij bewering 1 kan de patiënt een bekende die een hartaanval heeft gehad uitvragen wat de symptomen waren en wat die bekende vlak voor de hartaanval voelde. Deze informatie is ook op te vragen bij de hartstichting of de huisarts.
- Bij bewering 2 kan de patiënt een bekende vragen die wel eens is flauwgevallen naar zijn ervaringen of op internet zoeken naar symptomen van flauwvallen.
- Bij bewering 3 is het belangrijk om eerst dat 'gek worden' concreet te definiëren. Is dat psychotisch worden? Neurotisch worden? Met de ogen rollen en schuimbekken? Wanneer concreet is gemaakt wat gek worden is (en hoe dat eruitziet) kan de patiënt gericht op zoek gaan naar informatie hierover.

De patiënt moet zowel op zoek gaan naar symptomen die hetzelfde zijn, maar ook minstens één symptoom vinden dat afwijkt. Denk hierbij (ook) aan het benaderen van een arts, cardioloog, de hartstichting of de Angst-, Dwang- en Fobiestichting. Dat is ook het huiswerk voor deze sessie.
Vink aan welk huiswerk je hebt meegegeven:
- Symptomen vergelijken tussen paniekaanval en gevreesde situatie waarvan minstens één afwijkende: …
- *Werkblad registratie volledig* invullen bij iedere angstaanval of minimaal één werkblad van eerder huiswerk afmaken met de onderdelen alternatieve gedachten en geloofwaardigheid: …

1.4.5 Sessie 5 CGB

- **Voorbereiden**
- Haal de klachten van de aanmelding/verwijzing erbij.
- Neem de vorige sessies nog eens door.
- Zorg voor informatie over verwijzing of voortzetting.

- **Klaarleggen**
- Eventueel informatie over verwijzing (zoals exposuretherapie of groepstherapie).

- **Bespreekpunten**
1. Herhalen van informatie uit alle sessies.
2. Vervolg.

Start sessie 5
- **1. Herhalen van informatie uit alle sessies**

In deze sessie gaat het over het herhalen en het bestendigen van alle informatie die uitgewisseld is in de vorige vier sessies en deze sessies te evalueren aan de hand van de klachten bij de aanmelding. Doe dat in deze volgorde:
- Benoem de klachten bij aanmelding.
- Vertel wat jij gedaan hebt in sessie 1.
- Vertel hoe de patiënt daarop reageerde in de sessie en geef hier een compliment over.
- Vertel wat er in sessie 2 aan huiswerk gedaan is door de patiënt.
- Vertel wat jij gedaan hebt in sessie 2.
- Vertel hoe de patiënt daarop reageerde in de sessie en geef hier een compliment over.
- Vertel wat er in sessie 3 aan huiswerk gedaan is door de patiënt.
- Vertel wat jij gedaan hebt in sessie 3.
- Vertel hoe de patiënt daarop reageerde in de sessie en geef hier een compliment over.
- Vertel wat er in sessie 4 aan huiswerk gedaan is door de patiënt.
- Vertel wat jij gedaan hebt in sessie 4 gedaan.
- Vertel hoe de patiënt daarop reageerde in de sessie en geef hier een compliment over.

In plaats van een compliment kun je ook een beschouwing geven (bijvoorbeeld: 'Ik zie dat u erg uw best heeft gedaan om argumenten te vinden dat u geen hartaanval zou krijgen, maar dat het door omstandigheden niet gelukt is zoals we zouden willen.') Vraag ook eens naar reacties van de omgeving en hoe de patiënt nu informatie anders tot zich neemt (minder vermijding van het kijken naar tv-programma's waarin hartaanvallen of flauwvallen voorkomen of gesprekken erover). Sluit af met een positieve toon.

- **2. Vervolg**

Bespreek daarna of een verwijzing nodig is. Een verwijzing zal altijd neerkomen op een vervolg van de cognitieve begeleiding, maar met een toevoeging van exposurebehandeling. Exposure houdt in dat de patiënt zich geleidelijk aan, met ondersteuning van een hulpverlener, zal blootstellen aan datgene wat angst oproept (noem een voorbeeld van een registratiewerkblad van de patiënt). Wanneer de patiënt hiervoor openstaat, kun je verwijzen (zie par. 1.10 suggesties voor verwijzing).

1.5 Aanpassingen bij piekeren

- **Rationale**

Bij piekeren wordt er, net als bij angstaanvallen, geloofwaardigheid toegekend aan een gedachte die niet (erg) realistisch is. Bij piekeren wordt dat vaak veroorzaakt door overbezorgdheid, die meestal een aantal bekende situaties als aanleiding heeft (bijvoorbeeld kritiek ontvangen, lichamelijke klachten hebben, een somber idee over de toekomst van de patiënt of de familie

1.5 · Aanpassingen bij piekeren

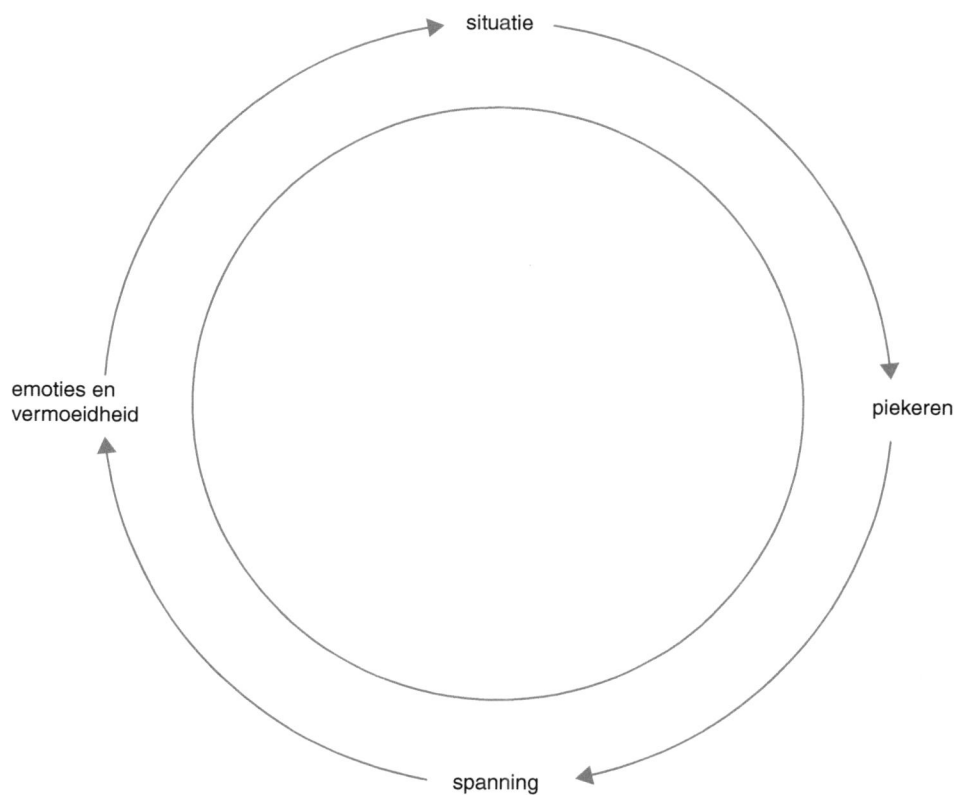

Figuur 1.3 De vicieuze cirkel van piekeren.

van de patiënt, of tegenslagen in het leven). De overbezorgdheid komt voort uit enerzijds een overschatting van het gevaar en anderzijds een onderschatting van de eigen capaciteiten om dit gevaar het hoofd te bieden. Deze piekergedachten hebben tot gevolg dat er spanning ontstaat die leidt tot angst, boosheid, somberheid of schuldgevoel. Daarnaast heeft piekeren als effect dat het zoveel energie kost dat deze energie niet naar andere (positieve) zaken gaat. Patiënten zullen rapporteren dat ze nergens meer aan toe komen en veelal vermoeid zijn. De verwachting is dat patiënten moeite zullen hebben om te stoppen met piekeren omdat zij het idee hebben dat het functioneel is; het lijkt alsof je je kunt voorbereiden op een situatie. In de praktijk levert dit vaak geen ander gedrag op, of blijkt de situatie niet zijn wat je had bedacht. Schematisch ziet dat er uit zoals in fig. 1.3.

Het piekeren is vaak een gewoonte geworden waarbij vooral de gevolgen lastig zijn. Het bewust worden van het piekeren en de inhoud van de gedachten is dan ook de eerste stap naar verbetering. De tweede stap is om de functionaliteit van het piekeren kritisch te bekijken ('heeft het zin?') en te vervangen door andere gedachten en gedrag. Voor deze twee stappen kun je ook twee sessies inplannen of, wanneer er tijd is, zelfs nog meer. Het uitdagen van gedachten kan zonodig vaker en in meerdere sessies uitgevoerd worden.

1.5.1 Sessie 1 piekeren

- **Voorbereiden:**
- Rationale doorlezen.
- Eventueel eigen voorbeeld bedenken bij vicieuze cirkel en registratie.

- **Klaarleggen**
- Werkblad gevolgen van piekeren.
- Werkblad registratie piekeren.
- Werkblad uitdaagvragen piekeren.

- **Bespreekpunten**
1. Uitleg piekeren.
2. Start registreren.

Start sessie 1 piekeren
- **1. Uitleg piekeren**

Patiënten tasten vaak in het duister wanneer het gaat om hun gevoel(ens) en het is geen vanzelfsprekende overtuiging dat gevoelens veroorzaakt worden door gedachten. Het is dus belangrijk om de sessie te beginnen met een duidelijke uitleg over piekeren. Dit zou als volgt kunnen:

> **Uitleg**
> Piekeren wordt veroorzaakt door overbezorgdheid die meestal een bekende situatie als aanleiding heeft (bijv. kritiek ontvangen, lichamelijke klachten hebben, een somber idee over de toekomst of tegenslagen in het leven). Herkent u dat? Wat is meestal voor u de aanleiding om te gaan piekeren?
> De situatie roept bij u gedachten op, die vervolgens weer een gevoel veroorzaken.
> Een voorbeeld: wanneer u bijvoorbeeld denkt dat het ontvangen van kritiek van uw leidinggevende betekent dat hij uw hele functioneren en gedrag afkeurt, zal dat wel een ontslag tot gevolg hebben. Het bijbehorende gevoel zou dan angst en boosheid kunnen zijn.
> Bij mensen die piekeren lijkt het gevaar vaak groter dan het feitelijk is, zoals in dit voorbeeld. Kritiek ontvangen betekent immers bijna nooit direct ontslag. Daarnaast weten we van mensen die piekeren dat zij onderschatten wat ze allemaal zelf kunnen doen om het gevaar het hoofd te bieden. In dit geval is het de moeite waard om de kritiek serieus te nemen en te kijken (met welk gedeelte) u het eens bent. En de rest mag u naast u neer leggen. Ten slotte hebben alle mensen wel eens kritiek op elkaar, uw leidinggevende is vast ook niet perfect!
> Zolang u niet met een kritische blik naar uw gedachten kijkt, zullen de piekergedachten angst, boosheid, somberheid of schuldgevoel tot gevolg hebben. Daarnaast heeft piekeren als effect dat het zoveel energie kost dat deze energie niet naar andere (positieve) zaken gaat. U kunt dat zien in de afbeelding van de vicieuze cirkel in het werkblad. Deze mag u mee naar huis nemen om nog eens door te lezen (*Werkblad gevolgen piekeren meegeven*).

Praat nog even na om te controleren of de patiënt het goed begrepen heeft. Kan de patiënt zelf een voorbeeld beschrijven aan de hand van de vicieuze cirkel? Ga dan door naar de registraties. Kan de patiënt moeilijk een voorbeeld bedenken, geef dan het werkblad en het bedenken van een voorbeeld mee als huiswerk. Misschien helpt het om ook eens met de partner of een goede vriend(in) te overleggen.

- **2. Start registreren**

Pak het *Werkblad registratie piekeren* erbij en vul deze samen met de patiënt in tot en met 'gevoel en gedrag'. Help de patiënt met het vinden van een automatische piekergedachte en deze te omschrijven. Een handige tip hierbij is om te stellen dat piekergedachten nooit vragen zijn maar altijd mededelingen. Een voorbeeld hiervan is dat de gedachte ná kritiek van de leidinggevende er niet gedacht wordt 'oh jee, hij zal me toch niet ontslaan?', maar de gedachte: 'deze kritiek is om het ontslag wat binnenkort gaat volgen in te luiden!' Deze gedachte roept ook veel meer angst op. Het huiswerk is om iedere (werk)dag tot aan de volgende afspraak een werkblad in te vullen.

Vink aan welk huiswerk je hebt meegegeven:
— Voorbeeld bedenken bij uitleg: …
— Invullen Werkblad registratie piekergedachten: …

1.5.2 Sessie 2 piekeren

- **Voorbereiden**
— Doorlezen Werkblad uitdaagvragen piekeren.

- **Klaarleggen**
— Werkblad registratie piekeren.
— Werkblad uitdaagvragen piekeren.

- **Bespreekpunten**
1. Registraties kritisch bevragen en nieuwe gedachten ontwikkelen.
2. Doelbewust piekeren of piekerstop uitleggen.

Start sessie 2 piekeren
- **1. Registraties kritisch bevragen en nieuwe gedachten ontwikkelen**

Bespreek met de patiënt of het gelukt is om piekergedachten te formuleren en lees samen de ingevulde werkbladen door. Vergeet niet om de patiënt een compliment te geven voor het invullen van deze werkbladen. Het kan zijn dat het piekeren is toegenomen. Dit is een logisch gevolg van het bewust worden, maar zal na het uitdagen en ontwikkelen van nieuwe gedachten weer afnemen.

Pak het *Werkblad uitdaagvragen* erbij en kies een werkblad waarmee je gaat werken. Samen met de patiënt zoek je antwoorden op de uitdaagvragen en ontwikkel je een nieuwe gedachte. Wanneer dit lukt is het de bedoeling dat de patiënt dit als huiswerk gaan doen bij alle piekergedachten in de toekomst. Het is dan de kunst om elke keer wanneer er een piekergedachte ontstaat, de nieuwe gedachte heel bewust te maken. Oefening baart kunst: de nieuwe gedachte zal steeds sneller opkomen en daarmee neemt de spanning af!

- **2. Doelbewust piekeren of piekerstop uitleggen**

Wanneer de patiënt niet bij machte is om nieuwe gedachten te ontwikkelen of heel terechte redenen ziet waarom de piekergedachten een groot gevaar zijn, is het zaak om het piekeren te sturen en te beperken. Dat betekent dat de patiënt maximaal 30 minuten mag piekeren per dag en dit oplossingsgericht moet doen. Het piekeren wordt oplossingsgericht door antwoorden te bedenken op de uitdaagvragen, en dan vooral de vragen 'wat is het ergste wat kan gebeuren?' en 'kan ik daarmee omgaan'? De patiënt kan vervolgens een plan bedenken om om te gaan met de gevreesde situatie totdat het halfuur is afgelopen. De overige 23,5 uur van de dag mag er niet gepiekerd worden!

1.6 Mogelijke hindernissen

Een van de mogelijke problemen in de behandeling is dat je zelf gelooft dat bepaalde automatische gedachten waar zijn. Het gevolg hiervan is dat je het risico loopt om de paniek te willen vermijden en wellicht ook oefeningen te vermijden. Om dit probleem aan te pakken is het nodig om uit te zoeken welke automatische gedachte dit is en vervolgens dezelfde stappen te doorlopen als de patiënt. Onderzoek met het *Werkblad uitdaagvragen* of deze gedachte klopt en ga informatie inwinnen. Stel met behulp hiervan een alternatieve gedachte op. Mocht dit niet afdoende zijn, dan raden we aan om eerst de eigen problemen op te lossen (bijvoorbeeld via een cursus of behandeling), alvorens de patiënt te willen gaan behandelen (zie ook *Suggesties voor verdieping* in het laatste kader van dit hoofdstuk.

Let er ook op dat de patiënt zelf actief aan de slag gaat met het huiswerk. Het ligt voor de hand om confrontatie met de gevreesde situatie te vermijden. Bespreek dit zodra dat vermoeden er is, zonder erover te oordelen. Bespreek daarna samen nog eens de rationale van de behandeling.

1.7 Aanpassingen

- **Gender/cultuur/taal/leeftijd**

Voor zover bekend is er geen verschil in effectiviteit of bruikbaarheid voor mannen of vrouwen. Het is een goede begeleiding voor mensen die 'talig' zijn. Er is ook geen verschil bekend in effectiviteit of bruikbaarheid voor mensen uit een andere cultuur of nationaliteit, mits de patiënt kan lezen en schrijven en de taal begrijpt. Voor oudere mensen kunnen de bestaande werkbladen gebruikt worden, maar dan met een groter lettertype.

- **Uitgeklede versie**

Wanneer er maar één gesprek mogelijk is, kun je de sessies doorlezen zoals beschreven. Sessie 1, 3 en 4 bevatten de uitleg die hoort bij de psycho-educatie, informatie over een paniekaanval en informatie over hyperventilatie. Print de werkbladen uit die horen bij deze onderwerpen (extras.springer.com en binnendelijnen.nu/boek/werkbladen.html). Leg de patiënt uit wat er op deze werkbladen staat, zoals dat beschreven is in de sessies en geef de werkbladen mee.
Uitleggen en meegeven:
— Werkblad psycho-educatie.
— Werkblad kenmerken van een paniekaanval.
— Werkblad informatie over hyperventilatie.

- **Suggesties voor verdieping**

Wilt u meer weten over Cognitieve Gedrags Begeleiding voor gebruik in de basis-GGZ, dan kunt u een verdiepingscursus volgen bij Bureau Binnen De Lijnen.nu.

Wilt u meer leren over exposurebehandeling en deze individueel of in groepen gaan geven, dan raden wij de opleiding tot gedragstherapeutisch medewerker aan, te volgen bij de RINO (rinogroep.nl). Meer informatie kunt u ook vinden bij de beroepsvereniging voor cognitief gedragstherapeuten: vgct.nl.

Mocht u meer informatie willen of een specifieke opleiding in de begeleiding van patiënten die overmatig piekeren raden, dan wij een opleiding aan over de gegeneraliseerde angststoornis (bij de RINO of andere instituten).

- **Verwijzing**

Wanneer de klachten niet afdoende afgenomen zijn, kunt u verwijzen naar een cognitief-gedragstherapeutische behandelaar.

1.8 Werkbladen

1. Werkblad psycho-educatie
2. Werkblad registratie deel 1
3. Werkblad kenmerken paniekaanval
4. Werkblad uitdaagvragen
5. Werkblad registratie volledig
6. Werkblad gevolgen van piekeren
7. Werkblad registratie piekeren
8. Werkblad uitdaagvragen piekeren

De werkbladen zijn achterin opgenomen als bijlagen en daarnaast te downloaden op: extras.springer.com en binnendelijnen.nu/boek/werkbladen.html.

Problem Solving Treatment bij somberheid en inactiviteit

2.1   **Rationale – 24**

2.2   **Richtlijnen bij somberheid en inactiviteit – 24**
2.2.1   Multidisciplinaire richtlijn bij depressie – 24
2.2.2   Protocollaire GGZ – 24
2.2.3   Handleiding bouwstenen – 24
2.2.4   Zelfhulp online – 24

2.3   **Protocol Problem Solving Treatment – 25**
2.3.1   Sessie 1 PST – 28
2.3.2   Sessie 2 PST – 29
2.3.3   Sessie 3 en 4 PST – 31
2.3.4   Sessie 5 PST – 31

2.4   **Mogelijke hindernissen – 32**

2.5   **Aanpassingen – 32**

2.6   **Werkbladen – 33**

2.1 Rationale

Problem Solving Treatment (PST) is ontwikkeld voor mensen met een vorm van depressie, depressieve klachten of gevoelens van somberheid. De behandeling is gericht op de vermindering van psychische en daaraan gerelateerde lichamelijke klachten die samenhangen met onopgeloste problemen in het dagelijks leven. Het is de bedoeling de patiënt te ondersteunen bij het oplossen van problemen, maar ook om hem meer vaardigheden aan te leren zodat hij in de toekomst zelf problemen beter aan kan pakken. Door doelen te stellen en een probleemoplossende methode aan te bieden, vergroot het gevoel van controle en daarmee neemt de kans op klachten af. Het doorbreekt de vicieuze cirkel (zie ◘ fig. 2.1) Het achterliggende idee van de werkzaamheid van PST is het opnieuw verkrijgen van een *sense of mastery* oftewel een gevoel van controle. Door (opnieuw) een gevoel van controle te ervaren, zal de stemming verbeteren.

2.2 Richtlijnen bij somberheid en inactiviteit

2.2.1 Multidisciplinaire richtlijn bij depressie

In de multidisciplinaire richtlijn (MDR) voor depressie (zie literatuurlijst), staan de volgende aanbevelingen:

» Psychologische en psychotherapeutische interventies betreffen probleemoplossende therapie (Problem Solving Treatment, PST), kortdurende behandeling (KDB), cognitieve (gedrags)therapie (CT of CGT), gedragstherapie (GT), interpersoonlijke therapie (IPT), kortdurende psychodynamische therapie. Farmacotherapie volgt de beschreven farmacotherapie-stappenvolgorde, gekozen op basis van verwachte bijwerkingen op korte en lange termijn. Andere biologische behandeling betreft onder andere lichttherapie. «

2.2.2 Protocollaire GGZ

De *Protocollaire GGZ* (Venrooij 2014) adviseert in stap 3 'kortdurende begeleiding' voor depressieve klachten en depressie 'afhankelijk van de voorkeur van de patiënt kunt u […] PST of CGT aanbieden.'

2.2.3 Handleiding bouwstenen

De *Handleiding bouwstenen zorgpaden basis ggz* (Trimbos-instituut & ROS-netwerk, 2012) adviseert ook PST als kortdurende begeleiding. PST is daarmee de eerst aangewezen vorm van begeleiding wanneer er gekozen worden voor een psychologische interventie.

2.2.4 Zelfhulp online

- **Begeleide zelfhulp:**
  - Allesondercontrole.nl, via diverse GGZ-instellingen

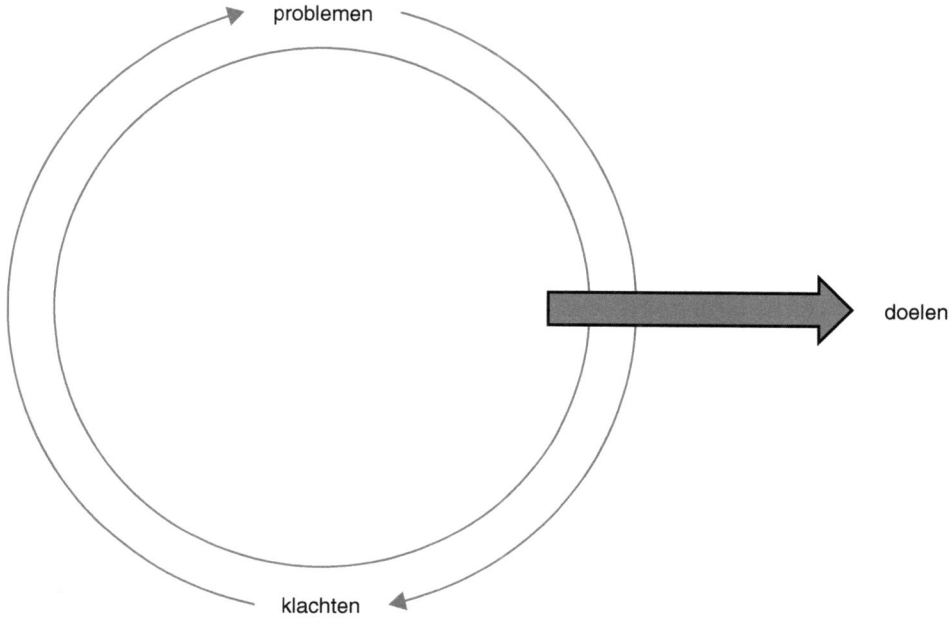

Figuur 2.1 De vicieuze cirkel van somberheid.

2.3 Protocol Problem Solving Treatment

Problem Solving Treatment (PST) bestaat uit zeven stappen om effectief problemen op te lossen. Deze stappen zijn een logische manier voor het aanpakken van problemen en vindt bij mensen zonder stemmingsproblemen meestal automatisch plaats. De begeleiding zal er vooral uit bestaan dat de patiënt deze zeven stappen herhaalt totdat dit proces van problemen oplossen weer volledig geautomatiseerd is. Het is dus niet de bedoeling om in vijf sessies alle problemen van de patiënt op te lossen, maar om de oplossingsvaardigheid van de patiënt te stimuleren zodat deze zelf aan de slag kan. De zeven stappen van PST zijn de uitgeschreven versie van alledaagse probleemoplossing en bestaan uit:
1. Probleemdefinitie.
2. Doel stellen.
3. Oplossingen bedenken.
4. Voor- en nadelen bedenken.
5. Oplossing(en) kiezen.
6. Actieplan maken & uitvoeren.
7. Evalueren.

> **Voorbeeld**
> Ga eens na bij jezelf wat je denkt en doet bij een alledaags probleempje zoals het kwijt zijn van de autosleutel (probleemstelling). Je wilt deze sleutel binnen een kwartier gevonden hebben (doel). Terwijl je rondloopt door het huis om te kijken of je ze ergens ziet liggen, bedenk je wanneer je ze het laatst hebt gebruikt, en je roept naar je partner om te vragen of

> die weet waar ze kunnen liggen. Even overweeg je nog je oudste zoon te bellen, maar dat doe je toch maar niet omdat hij dan gestoord wordt op zijn opleiding (oplossingen bedenken, voor- en nadelen afwegen). Je bedenkt je ook wat je gaat doen wanneer je de sleutels niet binnen een kwartier vindt, namelijk vragen of je de auto van de buurvrouw mag lenen (een alternatieve oplossing kiezen, oftewel een plan B). Gelukkig vind je de sleutels in de kelderkast, waar je vanmorgen een nieuw pak ontbijtgranen had gepakt toen je terugkwam van de hond uitlaten. Problem solved!

- **Stap 1: de probleemdefinitie**

Geef de patiënt het *Werkblad probleeminventarisatie* en laat de patiënt aanvinken op welke gebieden hij problemen ervaart. Dit mag heel uitgebreid zijn, want in de overige sessies is er geen tijd om hier nog uitvoerig bij stil te staan. Bespreek samen met welk probleem de patiënt aan de slag wil gaan. De patiënt kiest zelf het probleem, ook wanneer jij een ander probleem meer voor de hand vindt liggen. Let daarbij op dat het probleem geen klacht is; hoofdpijn, piekeren en vermoeidheid zijn voorbeelden van klachten en niet van problemen. PST is niet geschikt voor klachten, daarvoor zijn andere protocollen meer geschikt (zie ▶ H. 1 over CGB). Zorg voor goede overeenstemming en begrip van het probleem en formuleer samen een zin om dit probleem te beschrijven. De patiënt schrijft deze zin op het werkblad.

- **Stap 2: het doel**

Wat wil de patiënt bereiken? Let erop dat het doel haalbaar is voor de volgende afspraak. Is dit onmogelijk dan is er sprake van een langetermijndoel en moet er eerst een kortetermijndoel geformuleerd worden dat wél in de volgende afspraak behaald kan zijn. Iedere sessie moet gericht zijn op succes behalen en het is jouw taak om te zorgen dat het doel zo gekozen wordt dat succes mogelijk is.

> **SMART**
> Om te controleren of het doel goed geformuleerd is, kun je het SMART-acroniem gebruiken:
> - Is het doel Specifiek genoeg?
> - Is het Meetbaar?
> - Is het Haalbaar?
> - Is het Realistisch?
> - Is het Tijdgebonden?
>
> Een voorbeeld van een goed doel is:
> - Ik ga deze week een online datingsite kiezen om lid van te worden.
>
> Of:
> - Ik ga me in de aankomende twee weken verdiepen in mogelijkheden om werk te zoeken.

- **Stap 3: oplossingen bedenken**

Laat de patiënt zo veel mogelijk oplossingen bedenken. Op het werkblad is ruimte voor zes, maar dat mogen er ook meer of minder zijn. Probeer de patiënt actief te laten brainstormen en leg van te voren uit dat tijdens een brainstorm alles geoorloofd is. Achteraf wordt iedere oplossing kritisch bekeken, in deze fase gaat het om (creatieve) oplossingen bedenken. Een vraag die gesteld kan worden bij het eerste genoemde voorbeeld is: hoe kom je erachter welke site je wilt kiezen? De oplossingen kunnen zijn: lijst maken met bestaande sites, ervaringen lezen op internet, rondvragen bij vrienden naar ervaring met die sites, kosten vergelijken enzovoort. Bij het tweede voorbeeld zou een vraag kunnen zijn: hoe zou je je kunnen verdiepen in het zoeken naar mogelijkheden van werk vinden? De oplossingen kunnen zijn: naar uitzendbureaus gaan, sites op internet zoeken waar ik me kan inschrijven als werkzoekend, vrienden om advies vragen, in de krant kijken.

> **Brainstormen**
> Om effectief te kunnen brainstormen helpt het om van te voren een oefening te doen, zoals 'in 30 seconden samen bedenken waar een baksteen voor gebruikt kan worden' of: 'rondkijken naar alles wat blauw is in de kamer gedurende 10 seconden en daarna vragen naar alle gele dingen in de kamer'. Of bedenk eerst eens manieren om het probleem erger te maken.

- **Stap 4: voor- en nadelen**

Bespreek van iedere oplossing de voor- en de nadelen. Denk hierbij ook actief mee wanneer de patiënt iets over het hoofd ziet. Sommige oplossingen hebben meerdere voor- of nadelen, en sommige oplossingen hebben alleen maar voordelen. Een vaak voorkomend nadeel is dat er andere mensen betrokken zijn bij de oplossing en die hebben we niet onder controle; daarmee neemt de kans op succes af.

- **Stap 5: kies één of meerdere oplossingen**

Kijk nog eens naar het voorbeeld van de autosleutel kwijt zijn en kies dan één of meer (te combineren) oplossingen voor dit probleem.

- **Stap 6: maak een actieplan**

Dit noemen we plan A. In dit actieplan leg je vast wanneer de oplossing wordt uitgevoerd, hoelang en wat ervoor nodig is. In plan B leg je een alternatief voor plan A vast, zodat de kans op succes optimaal is!

> **Voorbeeld van een uitgeschreven werkblad**
> **Probleem:** Ik ben te dik en daar word ik verdrietig van.
> **Doel:** Ik ga me deze week verdiepen in mogelijkheden om af te vallen.
> **Oplossingen:**
> A. Aanmelden bij de WeightWatchers.
> B. Meer gaan sporten.
> C. Naar een diëtiste gaan voor advies.
> D. Naar de huisarts gaan voor advies.
>
> *Nadelen:*
> A. Kost geld.
> B. Kost geld (bij een sportschool of club).
>   – niet gemotiveerd als ik het alleen moet doen;
>   – niet leuk.
> C. Kost geld (nakijken in zorgverzekering).
> D. Geen.

Voordelen:
A. Kan het online doen zodat niemand het hoeft te weten.
B. Kan er gelijk mee beginnen.
   - Ga me dan beter voelen over mezelf waarschijnlijk.
C. Ik krijg advies.
D. Ik krijg advies.

Gekozen oplossing(en):
A en B.
Actieplan A:
- Ik ga me aanstaande woensdag online aanmelden bij de WeightWatchers en beginnen.
- Ik ga vanaf vandaag om de dag een half uur in een stevig tempo op de hei wandelen, ongeacht het weer.

Actieplan B:
- Als het woensdag niet lukt, dan doe ik het donderdag.
- Als het wandelen overdag niet lukt, ga ik 's avonds direct na het eten wandelen in de wijk.

- **Stap 7: de evaluatie**

Stap 7 is vanaf de derde sessie steeds de eerste stap van de sessie. Bij de start van iedere sessie is de eerste vraag: is het gelukt met het huiswerk? Let op: je vraagt dus niet: hoe gaat het met je? De tweede vraag is: met welk probleem wil je vandaag aan de slag? En dan zijn we weer bij stap 1 van een nieuwe sessie.

NB: In iedere sessie wordt één probleem aangepakt met de zeven stappen van probleemoplossing!

2.3.1 Sessie 1 PST

- **Voorbereiden**
- De eerste sessie zal besteed worden aan het inventariseren van problemen en klachten, de rationale van de behandeling, de verwachtingen van de patiënt en de eventuele bijstellingen van verwachtingen; vanaf sessie 2 kan de PST starten.

- **Klaarleggen**
- Probleeminventarisatie.
- Problemenvragenlijst.
- Werkblad PST.

- **Bespreekpunten**
1. Rationale PST.
2. Korte uitleg PST en werkblad laten zien.
3. Werkblad probleeminventarisatie uitleggen en werkblad meegeven.
4. Werkblad problemenvragenlijst meegeven.
5. Verwachtingen van de patiënt navragen.
6. Bespreken dat er weinig tijd is voor praten over problemen en dat het een actiegerichte begeleiding is.

Start sessie 1 PST

- **1. Uitleg van de rationale van PST**

De rationale van PST kan bijvoorbeeld als volgt worden uitgelegd:

> **Uitleg**
> Uw klachten (bijvoorbeeld uw somberheid of uw prikkelbaarheid) hangen samen met dagelijkse problemen en die problemen zorgen weer voor verergering van de klachten. Dit is een vicieuze cirkel. Door doelen te stellen en oplossingen te verzinnen met deze probleemoplossende methode doorbreekt u deze cirkel. Hiermee krijgt u weer meer controle over uw problemen en daardoor zal uw stemming verbeteren.
> Teken ◘ fig. 2.1 of laat deze zien terwijl u deze uitleg geeft.

- **2. Korte uitleg van PST en een werkblad laten zien**

Laat aan de hand van het werkblad zien wat de zeven stappen van probleemoplossing zijn. Leg aan de hand van een voorbeeld uit hoe dit werkt. Vertel erbij dat iedereen op deze manier problemen oplost (noem een voorbeeld van jezelf), maar dat sommige mensen dit lastiger vinden. De sessies zijn dus bedoeld om de oplossingsvaardigheden weer te activeren.

- **3. en 4. Probleeminventarisatie en problemenvragenlijst**

Er is alleen in de eerste twee sessies tijd voor het uitgebreid inventariseren van alle problemen. Daarna kunnen er problemen afvallen en bijkomen, maar er wordt niet meer stilgestaan bij de hele lijst. Daarom is het belangrijk dat álle problemen die er zouden kunnen zijn geïnventariseerd worden. Geef patiënt het *Werkblad probleeminventarisatie*. Om zeker te weten dat alle mogelijke problemen op de lijst komen te staan, geef je ook het *Werkblad problemenvragenlijst* mee aan de patiënt. Deze kan als huiswerk thuis de probleeminventarisatie doen.

- **5. en 6. Verwachtingen navragen en actiegerichtheid toelichten**

Misschien heeft de patiënt de verwachting dat er iedere sessie tijd is om uitgebreid te praten over de voorkomende problemen en klachten, of misschien verwacht de patiënt dat jij oplossingen weet voor de problemen. Het is belangrijk om nogmaals met de patiënt te bespreken hoe de PST-sessies zullen verlopen. Iedere sessie worden de zeven stappen van probleemoplossing met een ander probleem doorlopen. Na afloop kan de patiënt zelf verder met de problemen op de lijst die nog over zijn. Jij bent een trainer die de kennis van probleemoplossing overdraagt.

Vink aan welk huiswerk je hebt meegegeven:
– Probleeminventarisatie: …
– Probleemvragenlijst: …
– Werkblad PST: …

2.3.2 Sessie 2 PST

- **Voorbereiden**
– Rationale nog eens doorlezen.

- **Klaarleggen**
– Problemenvragenlijst.
– 2x Werkblad PST.

- **Bespreekpunten**
1. Probleeminventarisatie.
2. Rationale PST.
3. De zeven stappen van probleemoplossing doorlopen.

Start sessie 2
- **1. Probleeminventarisatie**

Vanaf sessie 2 begint de PST. Als eerste moet in deze sessie de probleeminventarisatie besproken worden. Cliënten mogen hier alles opnoemen wat zij als een probleem ervaren; het is jouw taak om te achterhalen of álle problemen erop staan. Je hebt hier in de volgende sessie geen tijd meer voor. Bekijk ook wat de patiënt heeft aangevinkt op de problemenvragenlijst.

- **2. Rationale PST**

Vraag na bij de patiënt of deze de werkzaamheid van de PST begrepen heeft of er misschien nog vragen over heeft. Neem desnoods de rationale nog eens door.

- **3. De zeven stappen van probleemoplossing**

De PST gaat beginnen. Je geeft de patient een werkblad en een pen en vraagt: 'Met welk probleem wil je aan de slag deze week?' In deze sessie worden stap 1 tot en met stap 6 gedaan. Stap 7 is de eerste stap in de volgende sessie.

- - **Stap 1: de probleemdefinitie**

Bespreek samen met welk probleem de patiënt aan de slag wil gaan. De patiënt kiest zelf het probleem, ook wanneer jij een ander probleem meer voor de hand vindt liggen. Let er daarbij op dat het probleem geen klacht is. Zorg voor goede overeenstemming en begrip van het probleem en formuleer samen een zin om dit probleem te beschrijven. De patiënt schrijft deze zin op het werkblad.

- - **Stap 2: het doel**

Wat wil de patiënt bereiken? Let erop dat het doel haalbaar is vóór de volgende afspraak. Is dit onmogelijk, dan is er sprake van een langetermijndoel en moet er eerst een kortetermijndoel geformuleerd worden dat wél in de volgende afspraak behaald kan zijn. Iedere sessie moet gericht zijn op succes behalen en het is jouw taak om te zorgen dat het doel zo gekozen wordt dat succes mogelijk is.

- - **Stap 3: oplossingen bedenken**

Bedenk samen met de patiënt zo veel mogelijk oplossingen. Op het werkblad is er ruimte voor zes, maar dat mogen er ook meer of minder zijn. Probeer de patiënt actief te laten brainstormen en leg van te voren uit dat tijdens een brainstorm alles geoorloofd is. Achteraf wordt iedere oplossing kritisch bekeken, in deze fase gaat het om (creatieve) oplossingen bedenken.

- - **Stap 4: voor- en nadelen**

Bespreek van iedere oplossing de voor- en de nadelen. Denk hierbij ook actief mee wanneer de patiënt iets over het hoofd ziet. Sommige oplossingen hebben meerdere voor- of nadelen, en sommige oplossingen hebben alleen maar voordelen. Een vaak voorkomend nadeel is dat er andere mensen betrokken zijn bij de oplossing en die hebben we niet onder controle; daarmee neemt de kans op succes af.

2.3 · Protocol Problem Solving Treatment

■ ■ **Stap 5: kies één of meer oplossingen**
Kijk nog eens naar de voorbeelden en kies dan één of meer (te combineren) oplossingen voor dit probleem. Denk aan de haalbaarheid voor de volgende afspraak.

■ ■ **Stap 6: maak een actieplan**
Dit noemen we plan A. In dit actieplan leg je vast wanneer de oplossing wordt uitgevoerd, hoelang en wat ervoor nodig is. In plan B leg je een alternatief voor plan A vast, zodat de kans op succes optimaal is. De patiënt kan aan de slag! Vink aan welk huiswerk je hebt meegegeven:
— Werkblad PST: …
— Actieplan A: …
— Actieplan B: …

2.3.3 Sessie 3 en 4 PST

- **Klaarleggen:**
— 1 x Werkblad PST (per sessie).

- **Bespreekpunten**
— De zeven stappen van probleemoplossing doorlopen.

Start sessie 3 en 4
- **Stap 7. de evaluatie**

Vraag aan de patiënt: hoe is het met het huiswerk gegaan? Geef complimenten over ieder geslaagd onderdeel.

> Voor Stap 1 tot en met Stap 6, zie Sessie 2.

2.3.4 Sessie 5 PST

- **Klaarleggen**
— 1 x Werkblad PST.

- **Bespreekpunten:**
— De zeven stappen van probleemoplossing doorlopen.

Start sessie 5

> Voor Stap 7 en vervolgens Stap 1 tot en met Stap 6, zie Sessie 2.

De patiënt kan na de laatste sessie aan de slag, maar nu zonder jou. Om zeker te stellen dat al jouw kennis over PST is overgedragen aan de patiënt, kun je een kort rollenspel doen en de patiënt vragen aan jou uit te leggen wat de werkzaamheid van PST is en hoe PST in elkaar zit.

Beantwoord nog eventuele vragen, moedig de patiënt aan goed te blijven oefenen en geef zo nodig nog wat lege werkbladen mee.

2.4 Mogelijke hindernissen

Een veelvoorkomende vraag is: wat te doen wanneer de patiënt geen succes heeft behaald? Het antwoord is te achterhalen wat heeft gemaakt dat (volledig) succes is uitgebleven en te benoemen wat er wel goed is gegaan. De verbetering van de stemming wordt veroorzaakt door weer controle te voelen over de situatie, misschien is dat wel gelukt? Het is de taak van de begeleider om voor de voorwaarden te zorgen dat een actieplan grote kans op succes heeft. Hetzelfde probleem kan als huiswerk meegenomen worden met een nieuw actieplan, en daarnaast kan er een nieuw probleem gekozen worden om in de sessie mee aan de slag te gaan.

2.5 Aanpassingen

- **Gender/cultuur/taal/leeftijd**

Voor zover bekend is er geen verschil in effectiviteit of bruikbaarheid voor mannen of vrouwen. Het is een goede begeleiding voor mensen die talig zijn en graag de controle hebben. Er is ook geen verschil bekend in effectiviteit of bruikbaarheid voor mensen uit een andere cultuur of nationaliteit, mits de patiënt kan lezen en schrijven en de taal begrijpt. Voor oudere mensen kunnen de bestaande werkbladen gebruikt worden, maar dan met een groter lettertype.

- **Uitgeklede versie:** *activity scheduling*

Wanneer er slecht enkele sessies beschikbaar zijn of wanneer een patiënt zoveel depressieve klachten heeft dat actief meewerken aan een interventie nog geen optie is, kan er met een 'uitgeklede versie' gewerkt worden. Dit betekent dat er één werkzaam element uit de begeleiding wordt gehaald en dit iedere sessie wordt herhaald. Het werkzame element bij somberheid en inactiviteit is de *activity scheduling* oftewel het systematisch inplannen van activiteiten die de patiënt energie geven. De sessies verlopen hetzelfde als de sessie 3-5, met dat verschil dat voor iedere sessie het probleem en het doel al ingevuld zijn.

Voorbeeld:
- Probleemstelling: te weinig energie.
- Doel: inplannen van activiteiten waar ik energie van krijg.

De sessie verloopt verder gelijk aan de PST. Het voordeel is dat de patiënt alle activiteiten naast elkaar kan blijven doen, dus hoe meer sessies, hoe meer activiteiten.

Mocht patiënt het lastig vinden om te brainstormen over activiteiten, dan is hiervoor een hulpmiddel beschikbaar: het *Werkblad waarden*. Op dit blad staan een aantal waarden genoemd waarvan de patiënt kan aanvinken welke waarden voor hem/haar belangrijk zijn. Bij deze waarden kunnen activiteiten bedacht worden die zin, energie of diepte geven.

- **Suggesties voor verdieping**

Wilt u meer weten over Problem Solving Treatment voor gebruik in de huisartspraktijk, dan kunt u een verdiepingscursus volgen bij Bureau Binnen De Lijnen.nu. Daarnaast is er een Engelstalig handboek verkrijgbaar: *Problem Solving Treatment for Anxiety and Depression*.

2.6 Werkbladen

1. Werkblad probleeminventarisatie
2. Werkblad problemenvragenlijst
3. Werkblad PST
4. Werkblad waarden

De werkbladen zijn achterin opgenomen als bijlagen en daarnaast te downloaden op:
► extras.springer.com en ► binnendelijnen.nu/boek/werkbladen.html

'Dierbare herinneringen' bij depressieve klachten en aanpassingsproblemen

3.1	Rationale – 36
3.2	**Richtlijnen bij het protocol 'Dierbare herinneringen' – 36**
3.2.1	Multidisciplinaire richtlijn bij depressie – 36
3.2.2	Zelfhulp online – 37
3.3	**Protocol – 37**
3.3.1	Sessie 1 DH – 37
3.3.2	Sessie 2 DH – 39
3.3.3	Sessie 3 DH – 40
3.3.4	Sessie 4 DH – 42
3.3.5	Sessie 5 DH – 43
3.4	**Mogelijke hindernissen – 44**
3.5	**Aanpassingen – 44**
3.6	**Werkbladen – 45**

Dit hoofdstuk is samen met prof. dr. Gerben Westerhof geschreven. Hij is adjunct hoogleraar psychologie aan de Universiteit Twente en directeur van het Levensverhalenlab ▶ www.levensverhalenlab.nl).

3.1 Rationale

Mensen met depressieve klachten hebben moeite met het herinneren van details en daarmee ook specifieke – en dierbare – herinneringen aan het eigen leven. Daarentegen zijn mensen met depressieve klachten wél goed in het ophalen van algemene en negatief gekleurde herinneringen. Hierdoor blijven deze mensen kwetsbaar voor verergering van de klachten en voor terugval. Het protocol 'Dierbare Herinneringen' is erop gericht om het geheugen voor specifieke en positieve herinneringen opnieuw te trainen, zodat er minder aandacht is voor algemene negatieve herinneringen en de klachten kunnen verminderen, evenals het risico op terugval.

3.2 Richtlijnen bij het protocol 'Dierbare herinneringen'

'Dierbare herinneringen' is een interventie die voortbouwt op onderzoek en eerdere interventies naar het ophalen en verwerken van herinneringen. Bij ouderen met depressieve klachten wordt er regelmatig gebruik van gemaakt.

3.2.1 Multidisciplinaire richtlijn bij depressie

De multidisciplinaire richtlijn bij depressie bij ouderen beschrijft het volgende:

» Reminiscentie en *life-review* zijn nog relatief onbekende therapievormen. Reminiscentie is een concept dat Butler in 1963 introduceerde. Hij postuleerde dat alle oudere mensen geneigd zijn terug te kijken op hun leven. Dit innerlijke mentale proces bestaat uit terugblikken (reminiscentie) en doorwerken van het leven (life-review). Als men erin slaagt tot re-integratie van levensconflicten te komen, zullen zich kenmerken als innerlijke rust en wijsheid ontwikkelen. Als men daar niet in slaagt zou dit (mede) een oorzaak kunnen zijn voor het ontstaan van stoornissen op late leeftijd, zoals depressie. Tegen deze achtergrond zijn twee therapeutische interventies ontwikkeld die men reminiscentie en life-review is gaan noemen. Bij reminiscentie staat op de voorgrond het op een gestructureerde manier praten en denken over positieve ervaringen in het verleden, waardoor de patiënt een positiever beeld krijgt van zichzelf en de positieve kanten van zijn leven 'herontdekt'.

Bij life-review gaat men directiever en intensiever te werk. Men zal trachten ook negatieve ervaringen, bijvoorbeeld mislukkingen, tegenslagen of onopgeloste problemen naar boven te halen. Hierdoor kunnen onverwerkte vroegere gevoelens alsnog verwerkt worden of met meer afstand worden bezien of zelfs worden geherwaardeerd in een positievere zin of een breder perspectief. Uitgangspunt daarbij is dat praten en denken over vroeger helpt om de balans van het leven op te maken en om daarmee te komen tot aanvaarding en integratie van positieve en negatieve ervaringen in het leven. Hierdoor wordt de kans op depressie en andere psychische problemen kleiner. […]

» Conclusie
Reminiscentie en life-review zijn effectief in de behandeling van depressies bij ouderen, mogelijk zelfs ook bij ernstige depressies. Beide kunnen goed uitgevoerd worden door verpleegkundigen. «

» Aanbeveling
Op basis van bovenstaande onderbouwing en overwegingen is de volgende aanbeveling geformuleerd: Life-review en reminiscentie zijn goede behandelopties bij ouderen met een depressie. **«**

De interventie 'Dierbare herinneringen' (Bohlmeijer et al. 2010) is hier een vorm van. Omdat steeds duidelijker wordt dat deze vorm van behandeling ook voor volwassenen van jongere leeftijd werkzaam is, is het protocol aangepast voor de doelgroep volwassenen met depressieve klachten. Omdat herinneren ook een belangrijke rol speelt in de aanpassing aan belangrijke levensgebeurtenissen en deelnemers vaak moeite hebben met deze aanpassing is het protocol ook toepasbaar gemaakt voor mensen met aanpassingsproblematiek.

3.2.2 Zelfhulp online

- **Onbegeleide zelfhulp**
— voluitleven.info

3.3 Protocol

In dit protocol wordt reminiscentie gestructureerd doorgewerkt, zoals in de richtlijn beschreven. Dat betekent dat in de eerste sessie de rationale wordt uitgelegd, in de sessies 2–4 wordt het geheugen voor dierbare herinneringen getraind en in de laatste sessie wordt er naar de toekomst gekeken zodat de dierbare herinneringen geïntegreerd kunnen worden.

3.3.1 Sessie 1 DH

- **Voorbereiden**
— Werkblad geheugen en depressieve klachten doornemen.

- **Klaarleggen**
— Werkblad geheugen en depressieve klachten.
— Werkblad vragen 1.

- **Bespreekpunten**
1. Uitleg over het geheugen, de klachten en de begeleiding.
2. Bespreken levensloop in grote lijnen.
3. Kiezen eerste vragen voor de volgende sessie.

Start sessie 1

- **1. Uitleg over het geheugen, de klachten en de begeleiding**

In dit protocol wordt er gestructureerd gewerkt aan het ophalen van positieve specifieke herinneringen. Dit doen we omdat gebleken is dat mensen met depressieve klachten moeite hebben met het herinneren van details en daarmee ook specifieke herinneringen aan het eigen leven. Daarentegen zijn mensen met depressieve klachten wél goed in het ophalen van algemene en negatief gekleurde herinneringen. Hierdoor blijven deze mensen kwetsbaar voor verergering van de klachten en voor terugval. Dit protocol is erop gericht om het geheugen voor specifieke en positieve herinneringen opnieuw te trainen, zodat er minder aandacht is voor algemene negatieve herinneringen en de klachten kunnen verminderen, evenals het risico op terugval.

> **Uitleg**
> Wanneer u last heeft van depressieve klachten of somberheid gaat uw brein anders functioneren. Er is veel activiteit op de plek in de hersenen waar heel algemene negatieve herinneringen opgeslagen zijn, maar heel weinig activiteit op de plek waar heel specifieke en positieve herinneringen opgeslagen zijn. Dat betekent dat uw herinneringen dus vooral algemeen zijn, maar ook negatief. Dat helpt natuurlijk niet om u beter te voelen! Herkent u dat?
> (Wanneer het de patiënt niet duidelijk is, kun je een voorbeeld geven van een algemene herinnering en een specifieke herinnering. Een voorbeeld van een algemene herinnering is dat de vijf jaar oudere buurjongen van de patiënt altijd heel aardig voor hem was als kind. Een voorbeeld van een specifieke herinnering is dat deze jongen van zijn eerst verdiende geld een bal voor hem heeft gekocht.)
> We gaan in deze sessies zorgen dat uw brein weer meer actief wordt in het gebied van de positieve en specifieke herinneringen, en minder actief in het gebied van de negatieve en algemene herinneringen. Dit doen we door samen herinneringen op te halen aan de hand van vragen die ik u ga stellen. U kiest de vragen uit die u wilt beantwoorden en gaat daar thuis mee aan de slag. Het zou heel erg leuk zijn wanneer u niet alleen aan mij uw herinneringen vertelt, maar wanneer u ook voorwerpen kunt meenemen die te maken hebben met die herinneringen. Bijvoorbeeld foto's, souvenirs of etenswaren, maar ook muziek of kleren. Eigenlijk alles dat de herinnering ophaalt. In de volgende sessie vertelt u aan mij uw herinneringen aan de hand van de vragen en de voorwerpen. We kiezen daarna weer nieuwe vragen en zo gaan we drie sessies door. Het gaat er dus niet om dat we trauma's gaan verwerken of in uw verleden gaan 'graven'; het gaat alleen om het ophalen van positieve herinneringen die u met mij wilt delen. Ten slotte gaan we in de laatste sessie opnieuw terugkijken, maar dan vanuit de toekomst. Op die manier slaan we een brug naar de toekomst en hebben we een mooie afsluiting van ons werk samen. Zullen we aan de slag gaan?
> (Wanneer de patiënt in een situatie is waarbij hij geen voorwerpen heeft (omdat deze in een opslag staan bijvoorbeeld of er net verhuisd wordt), is het aan te raden om hier aandacht aan te besteden. Probeer ervoor te zorgen dat de patiënt tijdelijk wél toegang heeft tot deze voorwerpen, en wellicht kan hulp ingeroepen worden van familie en vrienden. Als de patiënt echt geen voorwerpen meer heeft, dan kan hij er natuurlijk ook over vertellen. Bijvoorbeeld: 'Er was een foto van mij als kleine jongen aan het strand. Ik weet nog dat we in Vlissingen waren en dat ik het beeld van Michiel de Ruiter gezien heb…')

NB: Patiënten kunnen bang zijn dat bij reminiscentie ook de negatieve herinneringen mee naar boven komen wanneer er positieve herinneringen worden opgehaald. Dat is een terechte angst. Het is raadzaam om daarvoor aandacht te hebben en de ruimte te bieden om emoties te uiten. Daarna richt je je weer op het positieve van een herinnering.

Vaak hebben herinneringen een vervolg: de trouwdag kan de mooiste dag van je leven zijn, maar als je partner is overleden komen de gevoelens daarover ook vaak mee omhoog. Het verleden en het heden lopen vaak door elkaar heen. Wanneer de rationale duidelijk is en de patiënt van start wil gaan neem je het *Werkblad vragen 1* erbij.

- **2. Bespreken levensloop in grote lijnen**

Ter voorbereiding is het raadzaam om eerst te oriënteren op het leven van de patiënt. Breng globaal de kindertijd, jeugd en volwassenheid tot heden in kaart en vraag daarbij naar belangrijke personen. Met deze informatie kun je ook inschatten of deze interventie aansluit bij de patiënt. (Bij trauma's, suïcidale gedachten of veel spanning bij gesprekken over herinneringen is het aan te raden een andere interventie voor depressie te kiezen, bijvoorbeeld PST (zie ▶ H. 2).

- **3. Kiezen eerste vragen voor de volgende sessie**

We volgen in de sessies de chronologische volgorde, dus we starten met de kindertijd. Vraag globaal naar de kindertijd en de belangrijke personen daarin. Zo krijgen jullie beiden een idee welke vragen zich het beste lenen voor positieve en specifieke herinneringen. Wanneer bepaalde jaren binnen deze leeftijd veel negatieve emoties oproepen (zoals de oorlog of ziekte) mogen deze jaren overgeslagen worden. Er kan ook zelf een vraag bedacht worden als een bepaalde gebeurtenis zich daar goed voor leent.

Voordat in de volgende sessie gestart gaat worden met de herinneringen van de patiënt te trainen, is de 'opwarming' nodig. Dit zal circa 5 minuten duren. Daarna kan de training starten en is er dus nog ongeveer 20 minuten over. Iedere vraag naar een specifieke herinnering over deze gebeurtenis zal ongeveer 5 minuten aan tijd kosten, dus het is aan te bevelen om niet meer dan twee of drie vragen van het werkblad te kiezen.

Op het *Werkblad vragen 1* staan allerlei vragen naar specifieke herinneringen uit de jeugd. Kies samen met de patiënt twee of drie vragen uit. Wanneer de patiënt maar één vraag uitkiest, is dat ook prima. In de volgende sessie ga je rondom die vraag zo veel mogelijk specifieke herinneringen navragen. Vergeet niet om er nog eens op te wijzen dat het meenemen van voorwerpen helpt bij het herinneren. Vink aan welk huiswerk je hebt meegegeven:
— *Werkblad geheugen en depressieve klachten*: ...
— *Werkblad vragen 1*: ...

3.3.2 Sessie 2 DH

- **Voorbereiden**
— Instructies lezen.

- **Klaarleggen**
— Werkblad vragen 1.
— Werkblad vragen 2.

- **Bespreekpunten**
1. Opwarmen.
2. Specifieke herinneringen ophalen.
3. Nieuwe vragen kiezen van *Werkblad vragen 2*.

Start sessie 2

- **1. Opwarmen**

Vraag de patiënt of het huiswerk gelukt is, of hij voorwerpen meegenomen heeft en of er nog vragen zijn voordat jullie kunnen beginnen. Ga bij tegenslag oplossingsgericht te werk. Leg uit dat we eerst moeten 'opwarmen' en dat je daarom wat algemene vragen gaat stellen over de levensfase die in deze sessie aan de orde komt.

Opwarmvragen zijn:
- Waar woonde u en waar ging u naar de lagere school?
- Weet u nog specifieke geluiden van toen?
- Had u een juf of meester waar u dol op was? Wat vond u zo geweldig aan hem of haar?
- Zijn er gebeurtenissen geweest op school die u zijn bijgebleven, zoals de eindmusical of de Cito-toets?
- Wat waren uw hobby's, liefhebberijen of sportactiviteiten toen u kind was?

Na 5 minuten kun je dan starten met de vragen die de patiënt gekozen heeft.

- **2. Specifieke herinneringen ophalen**

Het motto van de sessies is: hoe meer vragen hoe beter. Het is belangrijk om per gesprek zo veel mogelijk specifieke gebeurtenissen op te vragen en niet heel diep op een van de gebeurtenissen in te gaan. Per vraag naar een specifieke gebeurtenis kun je ongeveer 3 tot 4 minuten besteden. Afhankelijk van de duur van de sessie kun je dus drie á vier vragen over specifieke herinneringen stellen, naar aanleiding van de twee of drie vragen op het werkblad die de patiënt gekozen heeft.

Geef per vraag feedback over de specifiteit van de herinnering. Check regelmatig of de herinnering nog gaat over de kindertijd (tot ongeveer 12 jaar). Neem de tijd om voorwerpen en foto's te bekijken. Evalueer de sessie en complimenteer de cliënt. Omdat de patiënt heel veel met jou deelt en jij alleen maar vragen stelt en 'technische' feedback geeft, is het belangrijk om in je houding je waardering voor deze openheid te laten zien. Dit doe je door mee te leven en dit verbaal en non-verbaal heel duidelijk te laten zien, en door complimenten te geven. Wanneer je iets herkent of wanneer je zelf ook enthousiast raakt van een verhaal, is het goed om dit met de patiënt te delen. Dit maakt de relatie iets meer gelijkwaardig en zal de openheid bevorderen.

- **3. Nieuwe vragen kiezen van Werkblad vragen 2**

Geef het *Werkblad vragen 2* mee aan de patiënt met de instructie om hier maximaal twee vragen uit te kiezen om de volgende keer te bespreken. Bekijk met de patiënt het werkblad en vraag of hij denkt dat dat gaat lukken als huiswerk. Bij een negatief antwoord vraag je aan de patiënt om de jeugd (ongeveer 12–18 jaar) te beschrijven op een globale manier, en welke personen daarin belangrijk waren. Aan de hand daarvan kies je samen één of een paar vragen.

Vink aan welk huiswerk je hebt meegegeven:
- *Werkblad vragen 1:* …
- *Werkblad vragen 2:* …

3.3.3 Sessie 3 DH

- **Voorbereiden**
- Instructies lezen.

- **Klaarleggen**
- Werkblad vragen 2
- Werkblad vragen 3

3.3 · Protocol

- **Bespreekpunten**
1. Opwarmen
2. Specifieke herinneringen ophalen
3. Nieuwe vragen kiezen van *Werkblad vragen 3*

Start sessie 3

- **1. Opwarmen**

Vraag de patiënt of het huiswerk gelukt is, of hij voorwerpen meegenomen heeft en of er nog vragen zijn voordat jullie kunnen beginnen. Ga bij tegenslag oplossingsgericht te werk. Leg uit dat we eerst moeten 'opwarmen' en dat je daarom wat algemene vragen gaat stellen over de levensfase die in deze sessie aan de orde komt.

Opwarmvragen zijn:
— Naar welke middelbare school bent u geweest?
— Had u als tiener een lievelingsfilm, of een band waar u fan van was?
— Zijn er gebeurtenissen geweest op school die u zijn bijgebleven, zoals bijvoorbeeld een reisje?
— Wat waren uw hobby's, liefhebberijen of sportactiviteiten toen u tiener was?

Na 5 minuten kun je dan starten met de vragen die de patiënt gekozen heeft.

- **2. Specifieke herinneringen ophalen**

Het motto van de sessies is: hoe meer vragen hoe beter. Het is belangrijk om per gesprek zoveel mogelijk specifieke gebeurtenissen op te vragen en niet heel diep op een van de gebeurtenissen in te gaan. Per vraag naar een specifieke gebeurtenis kun je ongeveer 3 tot 4 minuten besteden. Afhankelijk van de duur van je sessie kun je dus drie á vier vragen over specifieke herinneringen stellen, naar aanleiding van een vraag op het werkblad. Vragen die je kunt stellen om het specifiek te maken zijn bijvoorbeeld:
— Hoe ging dat dan precies?
— Wie waren erbij?
— Weet u nog wie wat zei?
— Wat deed u of de ander toen?
— Hoe zag de omgeving er precies uit?
— Weet u nog hoe u zich toen voelde?
— Rook het ergens naar?
— Weet u nog of u iets hoorde in de omgeving?

Geef per vraag feedback over de specifiteit van de herinnering. Check regelmatig of de herinnering nog gaat over de leeftijd van 12 tot 18 jaar. Neem de tijd om voorwerpen en foto's te bekijken. Evalueer de sessie en complimenteer de cliënt.

Omdat de patiënt heel veel met je deelt en jij alleen maar vragen stelt en 'technische' feedback geeft, is het belangrijk om in je houding je waardering voor deze openheid te laten zien. Dit doe je door mee te leven en dit verbaal en non-verbaal heel duidelijk te laten zien, en door complimenten te geven. Wanneer je iets herkent of wanneer je zelf ook enthousiast raakt van een verhaal is het goed om dit met de patiënt te delen. Dit maakt de relatie iets meer gelijkwaardig en zal de openheid bevorderen.

- **3. Nieuwe vragen kiezen van Werkblad vragen 3**

Geef het *Werkblad vragen 3* mee aan de patiënt met de instructie om hier maximaal twee vragen uit te kiezen om de volgende keer te bespreken. Bekijk met de patiënt het werkblad en vraag of hij denkt dat dat gaat lukken als huiswerk. Bij een negatief antwoord vraag je aan de patiënt om de volwassenheid (ongeveer vanaf 18 jaar tot nu) te beschrijven op een globale manier, en welke personen daarin belangrijk waren. Aan de hand daarvan kies je samen één vraag.

Vink aan welk huiswerk je hebt meegegeven:
- Werkblad vragen 2: …
- Werkblad vragen 3: …

3.3.4 Sessie 4 DH

- **Voorbereiden**
- Terugblikken op vorige sessies zodat je eventueel kunt samenvatten.
- Werkblad brief vanuit de toekomst bekijken.

- **Klaarleggen**
- Werkblad brief vanuit de toekomst.

- **Bespreekpunten**
1. Opwarmen.
2. Specifieke herinneringen ophalen.
3. Nieuwe opdracht: Brief vanuit de toekomst.

Start sessie 4

- **1. Opwarmen**

Vraag de patiënt of het huiswerk gelukt is, of hij voorwerpen meegenomen heeft en of er nog vragen zijn voordat jullie kunnen beginnen. Ga bij tegenslag oplossingsgericht te werk. Leg uit dat we eerst moeten 'opwarmen' en dat je daarom wat algemene vragen gaat stellen over de levensfase die in deze sessie aan de orde komt.

Opwarmvragen zijn:
- Is er een bepaalde plaats of plek die veel voor u betekende in de periode van 18 jaar tot nu? Aan welke gebeurtenis of moment is deze plaats of plek gekoppeld? Hoe zag deze plek eruit?
- Kunt u iets vertellen over een belangrijke relatie in uw leven? Hoe heeft u deze persoon leren kennen? Kunt u mij één of enkele momenten noemen die die relatie dierbaar voor u maken? Wat gebeurde er toen? Was er één specifiek moment in deze relatie dat u erg dierbaar is?

Na 5 minuten kun je dan starten met de vragen die de patiënt gekozen heeft van *Werkblad vragen 3*.

NB: deze periode kan een lange periode bestrijken. Wanneer de mogelijkheid er is kan er nog een sessie aan deze leeftijdsfase besteed worden. Je kunt de leeftijd dan opdelen in 18–40 en 21–huidige leeftijd.

Bij het afronden van de begeleiding is het goed om te adviseren dat de patiënt doorgaat met het ophalen van specifieke herinneringen en deze (wanneer dat kan) met anderen te delen. Op die manier blijft het brein op de juiste manier actief.

2. Nieuwe opdracht 'brief vanuit de toekomst'

Voordat de patiënt aan de brief begint, is het belangrijk om stil te staan bij het gevoel en het idee dat de patiënt op dat moment een zinvol leven leidt. Het is raadzaam om nog eens samen te vatten wat er allemaal besproken is aan positieve zinvolle ervaringen in de sessies, zodat dit gevoel opgewekt wordt. Daarnaast kun je ook nog vragen stellen om op een positieve manier in het heden aan te komen.
Vragen die je hiervoor kunt gebruiken zijn:
- Wat vindt u het fijnste aan uw leven zoals het nu is?
- Wat is een belangrijke positieve les die het leven u heeft geleerd?
- Wat hoopt u nog mee te maken de komende tijd?

Om in de laatste sessie goed af te kunnen ronden, zal deze sessie niet gaan over herinneringen maar over de toekomst. De opdracht is om een dag en een datum te kiezen in de toekomst, bijvoorbeeld een aantal jaren later. Laat de patiënt vervolgens fantaseren over deze dag in de toekomst. Laat de patiënt bedenken dat er een aantal positieve wensen, veranderingen en dromen is uitgekomen.

Het huiswerk voor de patiënt is om vóór de volgende sessie een brief aan zichzelf te schrijven, vanuit deze dag in de toekomst. Er is dan een aantal positieve wensen, veranderingen en dromen uitgekomen. De instructie gaat als volgt:

> **Uitleg**
> Dateer de brief en richt deze aan iemand (dat kunt u zelf zijn, maar dat mag ook een ander zijn). Begin de brief met te beschrijven in welke situatie of omgeving u zich bevindt, en doe dit zo beeldend mogelijk. Beschrijf dan een dag uit uw leven van dan. Leg uit hoe u een aantal problemen heeft opgelost of hoe u een goede manier heeft gevonden om ermee om te gaan. Vertel wat achteraf het meest heeft geholpen en hoe u dan op het leven van nu terugkijkt. Schrijf iets over uw relaties in de toekomst en over uw wensen en gedachten over de verdere toekomst. Gebruik uw fantasie volop! Probeer u zo goed mogelijk voor te stellen hoe het zal zijn en verbeeld u deze toekomstfantasieën zo specifiek mogelijk. Er is geen maximum aan het aantal pagina's.

In de volgende sessie gaat de patiënt deze brief aan jou voorlezen. Het maakt dus niet uit op welke manier (op papier, digitaal) de patiënt deze brief schrijft, zolang deze hem maar voor kan lezen. Vink aan welk huiswerk je hebt meegegeven:
- *Werkblad brief vanuit de toekomst: …*
- Nadenken over …

3.3.5 Sessie 5 DH

- **Voorbereiden**
- Werkblad brief vanuit de toekomst doorlezen.

- **Klaarleggen**
- Werkblad brief vanuit de toekomst.

- **Bespreekpunt**
– Brief vanuit de toekomst.

Start sessie 5
In deze sessie gaat de patiënt de brief vanuit de toekomst voorlezen en daarmee rond je de sessies af. Reflecteer op wat je gehoord hebt en stel zonodig nog wat vragen ter verduidelijking. Geef na het voorlezen een compliment en sluit de sessie af. Vink aan welk huiswerk je hebt meegegeven:
– *Werkblad brief vanuit de toekomst*: …

3.4 Mogelijke hindernissen

Tijdens de uitvoering van dit protocol kunnen diverse problemen ontstaan. Om deze te voorkómen beschrijven we hier een aantal aandachtspunten bij de uitvoering:
1. Stel jezelf voortdurend de vraag '**vertelt de patiënt mij nu een specifieke, positieve herinnering die hem of haar bekrachtigt?**' – om te voorkomen dat je afdwaalt in een negatieve algemene herinneringen.
2. **Liever één vraag goed behandeld dan twee afgeraffeld.** Het gaat erom dat het brein van de patiënt zo veel mogelijk getraind wordt in het opnieuw herinneren van gedetailleerde en positieve momenten. Het is dus niet de bedoeling om het leven van een patiënt zo goed mogelijk in kaart te brengen. Het gaat niet om het levensverhaal maar om de *training*.
3. **Heb geduld.** In het begin zullen alle patiënten moeite hebben met het herinneren van details. Je kunt de patiënt ondersteunen door steeds verder door te vragen. Als je heel algemeen begint – bijvoorbeeld: waar zat u op de middelbare school? – dan kun je het daarna proberen specifieker te maken. Waar stond die school, hoe zag die eruit, wie zaten er nog meer op, herinnert u zich nog een leraar? Je kunt het geheugen vergelijken met een huis met kamers. Eerst moet de deur van het huis open zijn om een algemene indruk te krijgen en te weten waar de trap is, voordat het duidelijk is waar alle kamers zijn.
4. **Geef ruimte aan emoties.** De betekenis van deze gesprekken is voor patiënten erg groot. Zij maken de balans op van hun leven door stil te staan bij belangrijke momenten in hun leven en dit vraagt veel van mensen. Wanneer de patiënt emotioneel wordt, is het belangrijk om erbij te blijven zonder de situatie te willen veranderen. De meeste mensen kunnen na een paar minuten wel verder. Je kunt vragen of de patiënt door wil praten of liever op een ander onderwerp overgaat, nadat de emoties wat geluwd zijn.
5. **Wees voorzichtig!** Een goed bedoelde evaluatieve opmerking zoals 'U heeft toch wel een mooi leven gehad' kan maken dat de patiënt gaat tegensputteren en aandacht gaat geven aan de negatieve kanten. Het beste is om dit soort opmerkingen niet te maken. Wees neutraal; het zijn de herinneringen van de patiënt.

3.5 Aanpassingen

- **Gender/cultuur/taal/leeftijd**

Voor zover bekend is geen verschil in effectiviteit of bruikbaarheid voor mannen of vrouwen. Er is ook geen verschil bekend in effectiviteit of bruikbaarheid voor mensen uit een andere cultuur of nationaliteit, mits de patiënt kan lezen en schrijven en de taal begrijpt. Voor oudere mensen kunnen de bestaande werkbladen gebruikt worden, maar dan met een groter lettertype.

- **Uitgeklede versie**

Wanneer er maar één sessie beschikbaar is, is de inhoud van de laatste sessie – brief vanuit de toekomst – een concrete manier om aan de slag te gaan. Je geeft dan het werkblad mee en plant een vervolggesprek om over de brief te praten.

- **Suggesties voor verdieping**

Er is een verdieping van dit protocol beschikbaar bij Bureau Binnen de Lijnen.nu. Tevens is er binnenkort een training beschikbaar via levensverhalenlab.nl.

3.6 Werkbladen

13. Werkblad geheugen en depressieve klachten
14. Werkblad vragen 1
15. Werkblad vragen 2
16. Werkblad vragen 3
17. Werkblad brief vanuit de toekomst

De werkbladen zijn achterin opgenomen als bijlagen en daarnaast te downloaden op:extras.springer.com en binnendelijnen.nu/boek/werkbladen.html

Begeleiding bij stress

4.1	Rationale – 48	
4.2	Richtlijnen bij stress – 48	
4.2.1	LESA – 48	
4.2.2	Protocollaire GGZ – 49	
4.2.3	Zelfhulp online – 49	
4.3	Protocol – 49	
4.3.1	Sessie 1 stress – 49	
4.3.2	Sessie 2 stress – 52	
4.3.3	Sessie 3 stress – 54	
4.3.4	Sessie 4 stress – 56	
4.3.5	Sessie 5 stress – 56	
4.4	Mogelijke hindernissen – 57	
4.5	Aanpassingen – 57	
4.6	Werkbladen – 58	

Dit hoofdstuk is in samenwerking met drs. B. Overbeek geschreven.

4.1 Rationale

In dit hoofdstuk beschrijven we de klachten die kunnen optreden door stress. We geven concrete tips en huiswerkopdrachten om de lichamelijke en psychische gevolgen van stress te voorkomen of ervan te herstellen.

Stress is de hoeveelheid spanning of druk die patiënten ervaren. Wanneer een patiënt eisen ervaart die hij prima aankan, zijn de draaglast (de belasting) en de draagkracht (de belastbaarheid) met elkaar in evenwicht.

> **Draaglast vs draagkracht**
>
> De draaglast wordt gevormd door factoren en eisen uit uw omgeving die spanning veroorzaken. De draagkracht wordt bepaald door uw mogelijkheden om stress te voorkomen en ermee om te gaan.

De problemen ontstaan wanneer de draaglast groter wordt dan de draagkracht. Bijvoorbeeld als er in korte tijd veel gebeurt of het heel druk is, waardoor de draaglast groter wordt (zwaarder) en de draagkracht niet meer afdoende is. De balans raakt dan scheef en dat ervaren patiënten als stress. Stress verhoogt het risico op verschillende lichamelijke en psychische klachten en wanneer stress langdurig aanhoudt kan dit zelfs leiden tot lichamelijk en psychisch disfunctioneren. Wanneer dat gebeurt noemen we dat overspanning. Als de klachten langer dan zes maanden blijven bestaan en gevoelens van moeheid en uitputting staan op de voorgrond, dan spreken we van burn-out (fondspsychischegezondheid.nl; thuisarts.nl).

4.2 Richtlijnen bij stress

4.2.1 LESA

De Landelijke Eerstelijns Samenwerkings Afspraak LESA (Bastiaanssen et al. 2011) geeft aanbevelingen voor de samenwerking en werkafspraken tussen huisartsen, bedrijfsartsen en eerstelijnspsychologen in de behandeling van mensen met overspanning en burn-out. De laatste herziene LESA is uit 2011, dus er wordt nog gesproken over een 'eerstelijnspsycholoog', een term die sinds de invoering van de basis-GGZ niet meer wordt gebruikt. Het doel van de LESA is om te zorgen dat:

» patiënten in de eerste lijn op het juiste moment de juiste zorg krijgen met behoud van continuïteit van zorg. Daarbij geldt echter altijd dat factoren van de kant van de patiënt het beleid mede bepalen. «

Wij richten ons op de tekst voor de eerstelijnspsycholoog omdat die rol het best vergelijkbaar is met de rol van de POH-GGZ in de huidige huisartsenpraktijk. De LESA beschrijft hierin de taak van de eerstelijnspsycholoog als volgt:

» De eerstelijnspsycholoog richt zich ook op de sociale context (…). Ook voert hij specifieke interventies uit, zoals het bieden van ondersteuning als de stagnatie van herstel veroorzaakt wordt doordat de patiënt onvoldoende steun heeft vanuit de omgeving. Andere voorbeelden van specifieke interventies door de eerstelijnspsycholoog zijn omgaan met stress of verbeteren van persoonlijke effectiviteit. De eerstelijnspsycholoog handelt vanuit zijn kennis van psychologische (…) interventies binnen de context van de eerste lijn. Dat wil zeggen dat sociale omstandigheden, context van het gezin, werk, opleidingssituatie en woonomgeving worden meegewogen in (…) het interventiebeleid. «

4.2.2 Protocollaire GGZ

In *Protocollaire GGZ* (Venrooij 2014) staat op pagina 19 dat twee van de meest voorkomende diagnoses in de huisartsenpraktijk zijn:

» (…) voorbijgaande stressreactie of aanpassingsproblemen na life events zoals het verlies van een partner; neurasthenie, surmenage of burn-out. «

De taak van de POH-GGZ is om gesprekken te voeren met patiënten waarbij het zelfoplossend vermogen vergroot wordt, en er hulp en steun geboden wordt bij het zoeken naar een (nieuw) psychisch evenwicht.

4.2.3 Zelfhulp online

- **Onbegeleide zelfhulp**
- snelbeterinjevel.nl
- mentaalvitaal.nl
- burnout.mirro.nl
- psychischegezondheid.nl/stress

- **Begeleide zelfhulp**
- interapy.nl/burnout (verwijzing nodig)

4.3 Protocol

In dit protocol behandelen we gestructureerd de door LESA aanbevolen interventies (omgaan met stress en verbeteren van persoonlijke effectiviteit binnen de sociale omstandigheden), nadat eerst besproken wordt wat de invloed van overspanning en stress kan zijn op lichamelijk en psychisch welzijn.

4.3.1 Sessie 1 stress

- **Voorbereiden**
- Werkbladen doornemen.

- **Klaarleggen**
  – Werkblad kenmerken van stress.
  – Werkblad concrete adviezen.
  – Werkblad adviezen voor slapen en de slaapkamer.
  – Werkblad dagindeling.

- **Bespreekpunten**
  – Uitleg effecten van roofbouw en neurohormonale ontregelingen.
  – Inventariseren leefomstandigheden en mogelijke stressfactoren.
  – Huiswerk.

Start Sessie 1
- Uitleg effecten van roofbouw en neurohormonale ontregelingen

> **Uitleg**
> Stress kan, vooral wanneer het langer dan een aantal weken duurt, een aantal psychische en lichamelijke klachten geven. Voorbeelden hiervan zijn: erg vermoeid of juist erg opgejaagd zijn, concentratieproblemen, angst- en paniekgevoelens, depressieve gevoelens, geheugenproblemen, stemmingswisselingen, je futloos voelen, de neiging hebben meer te drinken/roken/drugs te gebruiken, verwardheid, snel huilen of boos worden, overgevoelig zijn voor prikkels, piekeren, moeite met slapen, je uitgeput gevoelen, spierpijn of pijn in lichaamsdelen hebben, slecht zien en het vaak en snel koud hebben. Patiënten raken hierdoor onzeker over het functioneren van het eigen lichaam en psyche en wijten de klachten misschien zelf niet aan stress. Mensen die lijden onder stress ervaren vaak geen goed evenwicht tussen rustig genieten en de eisen die het leven stelt. Ze gáán maar door en genieten te weinig. Dit zorgt ervoor dat er lichamelijk roofbouw gepleegd wordt. Wanneer het neurohormonale systeem, dat zorgt voor een gezonde reactie op stress, voortdurend 'aan' blijft staan, treden er ontregelingen op. De roofbouw en de ermee samenhangende ontregelingen veroorzaken dan klachten. Deze kunnen op hun beurt weer zorgen voor toename van de stress.

Het is in deze sessie van belang dat de patiënt informatie krijgt over roofbouw, neurohormonale ontregelingen en de klachten die daardoor veroorzaakt kunnen worden. Informatie heeft, doordat het ook de weg naar herstel aanwijst, de functie van geruststelling en dat is nodig bij deze patiënten.

> **Uitleg**
> Mensen die langere tijd veel 'moeten', doordat er bijvoorbeeld hoge werkdruk is of een ziek familielid, kunnen dat over het algemeen prima aan. Ons lichaam is erop gebouwd om af en toe een extra prestatie te leveren; we kunnen best een stootje hebben. Maar wanneer dit vele 'moeten' voortdurend aanhoudt, pleeg je roofbouw. Bepaalde stofjes in je lichaam worden dan in enorme hoeveelheden aangemaakt, zoals de stresshormonen adrenaline en cortisol. Ook raken andere stofjes dan juist uitgeput. Stresshormonen zorgen er in de eerste plaats voor dat het lichaam in staat is om snel en goed op een gevaarlijke situatie te reageren. Bijvoorbeeld als u plotseling moet wegspringen voor een brommer. Wanneer u een

drukke baan heeft, er na een lange dag ook nog thuis veel taken liggen én daarbovenop uw partner ziek wordt, zijn het ook de stresshormonen die u helpen om deze lange dagen vol te houden.

Wanneer dit langere tijd zo doorgaat, probeert uw lichaam zich aan de nieuwe situatie aan te passen. Maar daardoor ontstaan tegelijkertijd ook problemen. Uw lichaam is niet gebouwd op langdurige stress. En dat is de fase waarin u serieuzere klachten kunt verwachten. Dan krijgt u last van chronische stress.

We noemen een aantal veelvoorkomende gevolgen van chronische stress:
- vermoeid zijn;
- een opgejaagd gevoel hebben;
- concentratieproblemen;
- angst- en paniekgevoelens;
- depressieve gevoelens;
- geheugenproblemen;
- stemmingswisselingen;
- zich futloos voelen;
- neiging tot meer drinken/roken/drugsgebruik;
- zich verward voelen;
- snel huilen of boos worden;
- overgevoelig zijn voor drukte en prikkels;
- piekeren;
- moeite met slapen;
- zich uitgeput voelen;
- spierpijn;
- slechter zien;
- plotselinge transpiratieaanvallen krijgen.

Geef het werkblad *Kenmerken stress en overspanning* mee en vertel erbij dat je dit doet omdat mensen met stress ook vaak geheugenproblemen hebben.

■ 1. Inventariseren leefomstandigheden en mogelijke stressbronnen

Deze eerste sessie dient om uit te zoeken hoe de leefomstandigheden van de patiënt eruitzien, en wat de stressbronnen zijn. Hoe ziet het leven van de patiënt er uit op het gebied van:
- werk;
- gezin;
- sociale relaties;
- gebruik van koffie/alcohol/sigaretten/drugs;
- grenzen stellen aan anderen of zichzelf (of juist veel uitspattingen op het gebied van bijv. seks of eten);
- ingrijpende gebeurtenissen in het recente verleden;
- problemen in huidige leefomstandigheden (bijvoorbeeld van financiële of relationele aard);
- overige zaken die een rol kunnen spelen waar de patiënt zelf mee komt?

Stressoren zijn vaak aanwezig op verschillende levensgebieden (bijvoorbeeld: maatschappelijk, werk en privé). Kun je, nadat je informatie hebt gegeven over mogelijke oorzaken, samen met de patiënt herleiden wat de belangrijkste stressbronnen zijn?

■ 2. Huiswerk

Om de adviezen goed uit te kunnen voeren is het belangrijk dat de patiënt bijhoudt hoe zijn dagindeling eruitziet, op welke momenten hij rustig kan genieten, hoeveel tijd en energie hij besteedt aan zijn activiteiten en hoeveel uur er gerust en geslapen wordt. Geef daarom het *Werkblad dagindeling* mee aan de patiënt, zodat hij dit blad kan invullen tot aan de volgende afspraak. Het is de bedoeling dit iedere dag te doen, tenzij de patiënt daar juist stress van krijgt; in dat geval spreek je af wat wel mogelijk is. In de volgende afspraak kunnen jullie samen kijken hoe de adviezen (beter) geïntegreerd kunnen worden. Wanneer de patiënt nu al ideeën heeft om de adviezen te integreren is dat natuurlijk een compliment waard!

Vink aan welk huiswerk je meegegeven hebt:
– *Werkblad kenmerken stress:* …
– *Werkblad dagindeling:* …
– *Werkblad concrete adviezen:* …

4.3.2 Sessie 2 stress

■ **Voorbereiden**
– Werkbladen doornemen.

■ **Klaarleggen**
– Werkblad concrete adviezen.
– Werkblad afspraken dagindeling.
– Werkblad adviezen voor slapen en de slaapkamer.

■ **Bespreekpunten**
1. Huiswerk: symptomen en klachten.
2. Adviezen.
3. Huiswerk: dagindeling.

Start sessie 2
■ **1. Huiswerk: symptomen en klachten**
De patiënt heeft als huiswerk op het *Werkblad kenmerken van stress en overspanning* de herkenbare symptomen en klachten aangevinkt of zelf ingevuld. Bespreek deze en vraag ook naar de consequenties van deze klachten in het dagelijks leven. Door de stressgerelateerde veranderingen herkennen patiënten zichzelf vaak niet meer. Ze kunnen niet meer wat ze eerder wel konden, ze reageren anders dan voorheen (vaak heftiger) en vaak ervaren ze een sterk gevoel van controleverlies. Dit kan heel onzeker maken en zorgen voor een tijdelijke identiteitscrisis. Bespreek dit met de patiënten en vertel dat dit vaak voorkomt als gevolg van langdurige stress

■ **2. Adviezen**
Het is belangrijk om in de tweede sessie goed de adviezen door te nemen om de roofbouw en de ontregeling tegen te gaan. Het geeft de patiënt ook (weer) een gevoel van controle wanneer ze met de adviezen aan de slag gaan. Dit zijn de belangrijkste:
1. Meer rustig genieten: probeer een rustige bezigheid te vinden waarvan u geniet en plan deze zo veel mogelijk in uw dagprogramma in. Voorbeelden zijn: tuinieren, tekenen, mu-

ziek luisteren, lezen, maar ook biljarten, wandelen, vissen en dansen. Hierin bestaan veel individuele verschillen, het gaat erom dat u ervan bijkomt.
2. Slapen en rusttijden respecteren: stel een vaste tijd in waarop u naar bed gaat en houdt u aan de 'regels voor slaap en de slaapkamer'. Wanneer de mogelijkheid bestaat uit te slapen, doe dat dan, net zolang tot u zelf wakker wordt. Mensen met stress en overspanning zijn uitgeput en moeten uitrusten, (uit)slapen is hierbij van belang. (NB: dit is dus anders dan bij mensen met slaapproblemen of depressieve klachten, waarbij op vaste tijden opstaan wél heel belangrijk is.)
3. Zorgen voor afwisseling tussen in- en ontspanning: na iedere activiteit moet er een korte pauze ingelast worden. Dus na het uitladen van de boodschappen niet gelijk dóór, maar even gaan zitten met een kopje thee en uit het raam staren. Of een muziekje luisteren. Of niks.
4. Op vaste tijden (gezond) eten: het lichaam ontspant en herstelt door rust en regelmaat. Voortdurend na moeten denken over wanneer er gegeten wordt en wat en waar kost ook veel onnodige energie. Spreek vaste tijden af waarop er gegeten wordt en probeer of u de boodschappen eenmaal in de week kunt halen of laten halen (zie tip 6). Gezond eten houdt in: veel groente en fruit en zo min mogelijk koffie, alcohol (drugs) en snacks. Hoewel roken vaak ervaren wordt als ontspannend, heeft het een negatieve invloed op het herstel.
5. Met mate, maar dagelijks bewegen: door te bewegen worden afvalstoffen goed afgevoerd en dat geeft een fitter gevoel. Daarnaast zorgt bewegen ook voor een betere stemming. Het is belangrijk dat het bewegen geen presteren wordt, een wedstrijd tegen de elementen of een verbetering van een eerder gehaald record. Dan zorgt het opnieuw voor stress. Zorg ervoor dat u tijdens het bewegen nog gewoon een gesprek kunt blijven voeren en niet buiten adem raakt. Een beetje meer transpireren mag. Voorbeelden van matig bewegen zijn: 20 minuten rustig wandelen, 2 x 10 minuten kalm fietsen, 30 minuten rustige yoga, 20 minuten tennis zonder punten tellen, meedoen aan het televisieprogramma 'Nederland in beweging' of 20 minuten op de home(cross)trainer.
6. Tijdelijk egoïstisch zijn: wanneer het mogelijk is dat 'moetens' ook door anderen gedaan worden, is het belangrijk hulp te vragen. Door de neurohormonale ontregeling is men vaak geneigd het eigen kunnen te overschatten. Het gevaar is dat u daarmee de ontregeling verergert en het herstel nog langer duurt. Om dit te voorkomen is het belangrijk zo vroeg mogelijk in te grijpen.
7. Wanneer patiënten het moeilijk vinden om 'nee' te zeggen, zijn er handige tips op internet te vinden, waaronder deze: mentaalvitaal.nl/Tools-en-therapie/Zeg-nee!

▪ 3. Huiswerk: dagindeling

De patiënt heeft ook de *Werkbladen afspraken dagindeling* ingevuld. Bekijk deze goed en bespreek ze. Mocht de patiënt hier niet aan toegekomen zijn, vul je samen dit werkblad ter plekke in. Let vooral op alle punten die verbeterd kunnen worden aan de hand van de adviezen en maak hier concrete afspraken over met de patiënt. Schrijf deze afspraken op het *Werkblad afspraken dagindeling* en geef dit mee. Vink aan welk huiswerk je meegegeven hebt:
— *Werkblad afspraken dagindeling*: ...
— *Werkblad regels voor slapen en de slaapkamer*: ...

4.3.3 Sessie 3 stress

- **Voorbereiden**
– Werkbladen doornemen en klaarleggen.
– Doorlezen meegegeven huiswerk.

- **Klaarleggen**
– Werkblad waarden.

- **Bespreekpunten**
1. Afspraken dagindeling en eventueel ander huiswerk.
2. Belangrijke waarden.
3. Plezier en energie.

Start sessie 3

- **1. Afspraken dagindeling en eventueel ander huiswerk**

Bespreek de gemaakte afspraken met de patiënt: is het gelukt om de afspraken na te komen? Hoe bevallen de afspraken? Welke obstakels kwam je patiënt tegen in de uitvoering? Neem de tijd om dingen zo te regelen dat het nakomen van de afspraken in het dagelijks leven van de patiënt haalbaar is.

- **2. Belangrijke waarden**

Onder onze dagelijkse activiteiten schuilen waarden. We werken bijvoorbeeld hard omdat we vinden dat we onze collega's niet in de steek kunnen laten (verantwoordelijkheid) of om te bewijzen dat we niet onverschillig zijn (betrokkenheid) of aanzien verdienen (sociale erkenning). Dit soort waarden zorgt vaak voor 'moetens'. Naast de waarden onder deze 'moetens', bestaan ook heel andere waarden, bijvoorbeeld 'familiegeluk', 'gezondheid' of 'plezier'. Deze waarden leiden meestal minder tot 'moetens'. Je laadt er je accu mee op. Ze geven eerder energie dan dat ze energie kosten. Toch zijn meestal de eerste dingen die uit de agenda geschrapt worden juist de energiegevende activiteiten die gewoon leuk zijn. Doordat ze niet moeten, lijken ze niet belangrijk of waardevol te zijn. Dat is een misvatting! Ze zijn essentieel voor ons gezonde functioneren in elk opzicht. Het is goed om stil te staan bij de waarden die ons leiden en bewust keuzes te maken. Veel mensen kunnen niet zo makkelijk een rijtje opnoemen van waarden die zij belangrijk vinden. Het *Werkblad waarden*, dat ook in ▶ H. 2 aan de orde kwam, helpt daarbij. Vul dit samen in of geef het mee als huiswerk.

- ■ **Werkblad waarden**

Wat is voor u persoonlijk het meest van belang in het leven? Hieronder staan 30 persoonlijk waarden gedefinieerd. Loop de lijst aandachtig en vink die waarden aan die u voor uzelf belangrijk vindt. Kies ook een top 3.

4.3 · Protocol

☐ plezier	☐ ondernemingszin
☐ orde	☐ stimulatie
☐ spiritualiteit	☐ verbondenheid
☐ vriendschap	☐ zeggenschap
☐ schoonheid	☐ religie
☐ gezondheid	☐ een comfortabel leven
☐ competitie	☐ innerlijke groei
☐ betere leefwereld	☐ zelfrespect
☐ veiligheid	☐ geluk
☐ levensdoel	☐ autonomie
☐ familie	☐ geld
☐ rechtvaardigheid	☐ sociale erkenning
☐ verantwoordelijkheid	☐ goed doen
☐ respect	☐ teamgeest
☐ uiterlijk	☐ nieuwsgierigheid

- **Top 3**
  1. _____

  2. _____

  3. _____

  Wat nog ontbreekt, maar wel belangrijk voor mij is:

  _____

  _____

  _____

- **3. Plezier en energie**

Uit het *Werkblad afspraken dagindeling* weet je al van welke activiteit de patiënt energie krijgt. Aan de hand van de waardetop 3 kun je samen nagaan welke activiteiten voortvloeien uit die waarden. Denk bijvoorbeeld aan vrijwilligerswerk bij waarden als 'verbondenheid', 'spiritualiteit' en 'goed doen', of aansluiting zoeken bij een religieuze gemeenschap bij 'religie', een cursus tot schoonheidsspecialist die op eigen tempo gevolgd kan worden bij 'verzorgd uiterlijk' of aansluiten bij een sportclub bij 'competitie' of 'verbondenheid'. Alleen al hierover nadenken kan veel energie geven. Vink aan welk huiswerk je hebt meegegeven:
— *Werkblad belangrijke waarden:* …
— *Nadenken over energiegevers:* …

4.3.4 Sessie 4 stress

- **Voorbereiden**
- Werkbladen doornemen.
- Teruglezen notities vorige sessies.
- Doorlezen werkblad PST.
- Eventueel Problem Solving Treatment (PST) bij somberheid en inactiviteit nog eens doornemen (zie ▶ H. 2).

- **Klaarleggen**
- 2 x Werkblad PST.

- **Bespreekpunten**
1. Effect van de gemaakte afspraken.
2. Obstakels inventariseren en oplossen.

Start sessie 4
- **1. Effect van de gemaakte afspraken**

Kijk nog eens terug op de sessies. Welke afspraken zijn er gemaakt en heeft de patiënt zich aan deze afspraken gehouden? Wat was het effect van de afspraken? Bespreek nog eens met de patiënt hoe hij zich voelde bij de eerste sessie, is er iets veranderd? Wat was de belangrijkste verandering die ervaren werd als verbetering? Wanneer het niet altijd lukte om de afspraken na te komen, wat waren de obstakels die maakten dat de afspraak niet nagekomen werd? Inventariseer deze obstakels en doe een korte PST-sessie met één genoemd obstakel.

- **2. Obstakels inventariseren en oplossen**

Pak de twee *Werkbladen PST* erbij.

> Schrijf het obstakel bij 'probleemstelling' en volg dan de stappen 2 tot en met 6, die in par. 2.3 beschreven staan.

Vink aan welk huiswerk je meegegeven hebt:
- Actieplan: …

4.3.5 Sessie 5 stress

- **Voorbereiden**
- Doornemen actieplannen vorige sessie.
- Informatie voor verwijzing (mits van toepassing) doornemen en klaarleggen.

- **Bespreekpunten**
1. Huiswerk bespreken.
2. Samenvatten en vervolg.

Start sessie 5

- **1. Huiswerk bespreken**

Bespreek met de patiënt hoe het actieplan verlopen is en wat daarvan de gevolgen zijn op de afspraken rondom dagindeling. Heeft de nieuwe dagindeling een gunstig effect? Vergeet niet een compliment te geven voor het uitgevoerde actieplan!

- **2. Samenvatten en vervolg**

Geef een korte samenvatting aan de patiënt van het verloop van de sessies en sluit af met een compliment.

4.4 Mogelijke hindernissen

Wanneer de sessies te weinig positief effect hebben gehad, kunnen daar diverse oorzaken voor zijn:
- er is een andere oorzaak van de klachten dan stress;
- er is overige (lichamelijke of psychische) problematiek die het beeld complex maakt;
- er zijn arbeidsgerelateerde factoren die samenhangen met de klachten (bijvoorbeeld een arbeidsconflict).

Wanneer je het vermoeden hebt dat de klachten niet het gevolg zijn van stress, probeer dan samen met de patiënt te zoeken naar een ander type begeleiding. Het is belangrijk om te letten op specifieke factoren die bij het ontstaan van de problematiek een rol kunnen spelen. Bijvoorbeeld: onregelmatige werktijden of ploegendiensten. Deze kunnen de klachten langdurig in stand houden. Ook bijvoorbeeld medicatiegebruik (hormonen), biologische (slaap)stoornissen, vitaminedeficiënties (bijvoorbeeld B12) of schildklierproblemen (hyperthyreoïdie) kunnen een rol spelen in het voortduren van de klachten. Wanneer je dergelijke factoren vermoedt, kan dit protocol ook ondersteuning bieden, maar is overleg met de huisarts noodzakelijk voor aanvullende behandeling. Bij een vermoeden van een volgens de DSM te classificeren stoornis die herstel in de weg staat, kan (door de huisarts) worden doorverwezen naar de basis- of specialistische GGZ.

4.5 Aanpassingen

- **Gender/cultuur/taal/leeftijd**

Voor zover bekend is geen verschil in effectiviteit of bruikbaarheid voor mannen of vrouwen. Er is ook geen verschil bekend in effectiviteit of bruikbaarheid voor mensen uit een andere cultuur of nationaliteit, mits de patiënt kan lezen en schrijven en de taal begrijpt. Voor oudere mensen kunnen de bestaande werkbladen gebruikt worden, maar dan met een groter lettertype.

- **Uitgeklede versie**

Wanneer er maar één sessie beschikbaar is, is sessie 1 inclusief de werkbladen mogelijk om uit te voeren.

- **Suggesties voor verdieping**

Er is een verdieping van dit protocol beschikbaar bij Bureaubinnendelijnen.nu.

4.6 Werkbladen

18. Werkblad kenmerken van stress
19. Werkblad concrete adviezen
20. Werkblad dagindeling
21. Werkblad afspraken dagindeling
22. Werkblad regels voor slaap en de slaapkamer
23. Werkblad waarden

De werkbladen zijn achterin opgenomen als bijlagen en daarnaast te downloaden op: extras.springer.com en binnendelijnen.nu/boek/werkbladen.html

Begeleiding bij slaapproblemen

5.1   Rationale – 60

5.2   Richtlijnen bij slaapproblemen – 60
5.2.1 Standaard van het Nederlands Huisartsen Genootschap – 60
5.2.2 Handleiding bouwstenen – 60
5.2.3 Protocollaire GGZ – 61
5.2.4 Zelfhulp online – 61

5.3   Protocol – 61
5.3.1 Sessie 1 slaap – 62
5.3.2 Sessie 2 slaap – 64
5.3.3 Start sessie 2 slaap – 64
5.3.4 Sessie 3 slaap – 65
5.3.5 Sessie 4 slaap – 68
5.3.6 Sessie 5 slaap – 70

5.4   Mogelijke hindernissen – 71

5.5   Aanpassingen – 71

5.6   Werkbladen – 71

5.1 Rationale

Wanneer mensen slechter slapen dan voorheen, krijgen zij allerlei ideeën over dat slechte slapen. Deze leiden weer tot stress, spanning en piekeren, wat een lichamelijke spanningsreactie tot gevolg heeft. Soms reageren mensen deze lichamelijke spanning af door middelengebruik, sporten, stemmingswisseling of agressie en dit alles is niet bevorderlijk voor het slaapgedrag. Zie ◘ fig. 5.1 voor een schematische weergave van de rationale van slaapproblemen.

In dit protocol beschrijven we verschillende methoden om deze vicieuze cirkel te doorbreken. De werkzame elementen in dit protocol zijn: het veranderen van ideeën over slecht(er) slapen, de slaapkamer en het bed weer een plek laten zijn die slaapverwekkend is en het opbouwen van een slaapschuld waarmee het verstoorde slaappatroon wordt doorbroken en een gezond slaappatroon wordt hersteld.

> **Slaapmiddelen**
> Bij verslaving aan slaapmiddelen is het advies om onder begeleiding van de huisarts en met strikte hantering van de slaapadviezen in dit hoofdstuk zo snel mogelijk te beginnen met afbouwen van de slaapmedicatie. De cognitieve uitdagingen kunnen gebruikt worden voor overtuigingen rondom slaapmiddelen. De huisarts zal een afbouwschema bepalen. Mocht het afbouwen niet slagen en daardoor de slaapproblemen niet adequaat aangepakt, kan gekozen worden voor Begeleiding bij problemen met alcoholgebruik worden ingezet (zie ► H. 6).

5.2 Richtlijnen bij slaapproblemen

5.2.1 Standaard van het Nederlands Huisartsen Genootschap

In de standaard van het Nederlands Huisartsengenootschap (NHG) 'slapen en slaapmiddelen' worden de volgende aanbevelingen gedaan (samenvatting): voorlichting, gedragsmatige behandeling en lichaamsbeweging. De voorkeur gaat uit naar een behandeling zonder slaapmiddelen. Zie de standaard op: nhg.org/standaarden/volledig/nhg-standaard-slaapproblemen-en-slaapmiddelen#idp54304.

5.2.2 Handleiding bouwstenen

De *Handleiding bouwstenen zorgpaden basis ggz* (Trimbos-instituut & ROS-netwerk, 2012) voor slaapproblemen geeft een advies over de inhoud van de behandeling voor slaapproblemen die korter dan drie weken duren. De elementen van deze behandeling moeten bestaan uit:
- voorlichting/educatie/patiëntenbrief;
- slaapadviezen;
- behandeling van achterliggende oorzaken volgens diagnose;
- gebruik hypnotica (zeer beperkt, kortwerkend, geen herhaalrecepten).

5.3 · Protocol

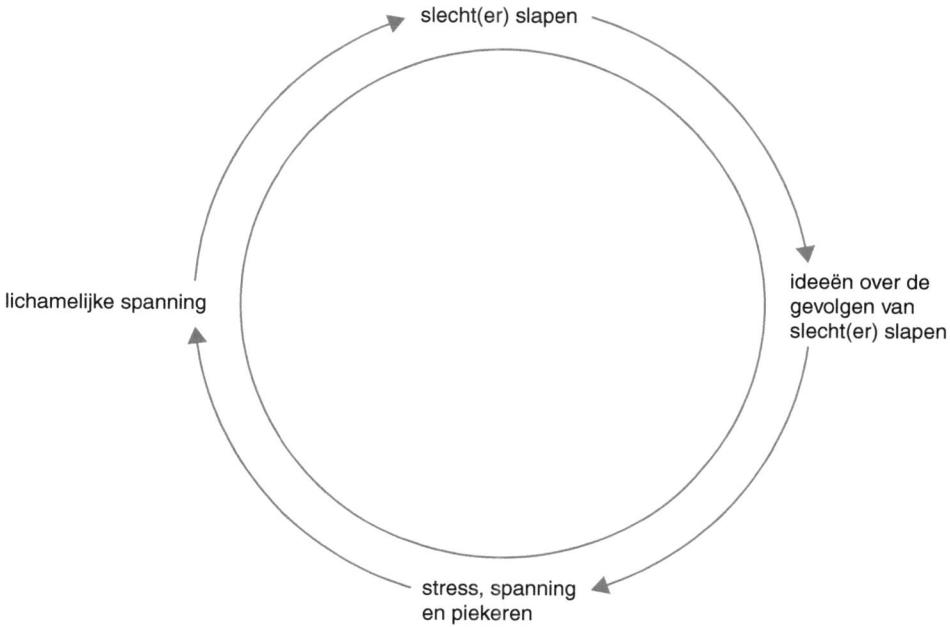

Figuur 5.1 Rationale slaapproblemen.

5.2.3 Protocollaire GGZ

In *Protocollaire GGZ* (Venrooij 2014) staat bij de stepped care-benadering psycho-educatie als start en slaapbeperking en eventuele specifieke begeleiding of medicatie als vervolg.

5.2.4 Zelfhulp online

- **Onbegeleide zelfhulp**
  - snelbeterinjevel.nl
  - psychischegezondheid.nl/action/azitem/39/slaapstoornissen.html
  - slaapproblemen.mirro.nl

- **Begeleide zelfhulp**
  - Slapenalseenroos.nl

5.3 Protocol

Het protocol richt zich op het doorbreken van de vicieuze cirkel die in ◘ fig. 5.1 staat afgebeeld. De behandeling bestaat uit een aantal stappen:
- Voorlichting over slapen geven.
- Het in kaart brengen van ideeën over slapen en deze (zonodig) aanpassen.

- Het bijhouden van het daadwerkelijke slaapgedrag.
- Nieuwe regels rondom slapen en de slaapkamer toepassen.

In het protocol wordt iedere stap per sessie behandeld en deze volgorde heeft de voorkeur. Iedere stap heeft echter een eigen waarde en de stappen kunnen zo nodig los van elkaar worden gebruikt. Zo is gebleken dat alleen voorlichting over slapen al afdoende kan helpen; om die reden is het *Werkblad facts & figures over slapen* in de bijlage opgenomen (sessie 1). Dit werkblad kan aan de patiënt worden meegegeven. Ook het kritisch bekijken van ideeën over slaap kan gezien worden als een cognitieve interventie die op zichzelf veel verschil kan maken (sessie 2). Concrete adviezen en regels voor het gedrag rondom het slapen is een pure gedragsmatige interventie die ook kan aansluiten bij patiënten voor wie de voorgaande stappen geen meerwaarde bleken te hebben (sessie 3) en waarbij het beperken van de uren slaap een laatste redmiddel kan zijn (sessie 4). In de laatste sessie is er tijd om te evalueren en een plan te maken voor terugvalpreventie en eventuele voortzetting van de medicatieafbouw.

> **Voorbeeld**
> Een mevrouw die zichzelf 'Nachtvlinder' noemt op een forum voor slaapproblemen geeft aan dat ze al vier nachten om half 11 naar bed gaat, om 11 uur inslaapt, rond 1 uur wakker wordt en dan pas rond 5 uur weer inslaapt. Dientengevolge is zij overdag slaperig, kan ze zich slecht concentreren en maakt ze zich zorgen dat ze nooit meer zal doorslapen, steeds vermoeider wordt met als consequentie dat ze ontslagen wordt. Ze wendt zich vanwege al deze zorgen naar lotgenoten op het forum; ze krijgt verschillende adviezen: melatonine slikken, douchen voor het slapen, wietdruppels gebruiken, joints roken, ontspanningsoefeningen, spirituele muziek luisteren, spelletjes doen op de computer en valeriaan slikken.
> Ze wist niet wat ze met al deze adviezen aan moest en durfde niet zomaar melatonine of valeriaan te gaan gebruiken, dus heeft ze een afspraak gemaakt met de huisarts. De afspraak is twee dagen later en in de twee nachten is het slaapprobleem verergerd: 'Nachtvlinder' ligt nu van half 11 tot 12 uur in bed te piekeren, slaapt dan in tot 1 uur en ligt dan wakker tot 6 uur om vervolgens te slapen tot half 8.

5.3.1 Sessie 1 slaap

- **Voorbereiden**

Neem de tekst van sessie 1 door zodat je de rationale goed begrijpt en duidelijk uit kunt leggen.

- **Klaarleggen**
- Werkblad inventarisatie slaapproblemen.
- Werkblad facts & figures over slapen.
- Werkblad slaapdagboek.

- **Bespreekpunten**
1. Inventarisatie slaapprobleem.
2. Voorlichting over slapen.
3. Uitleg van de behandeling en *Werkblad slaapdagboek* meegeven.

Start sessie 1

- **1. Inventarisatie slaapprobleem**

Laat de patiënt eerst vertellen over zijn slaapproblemen en maak daarbij voor jezelf onderscheid in gedrag en gedachten. Schrijf de gedachten die je in het verhaal hoort vast op voor later gebruik.

Ga na of er andere aanwijsbare oorzaken een rol kunnen spelen en of er somatisch onderzoek heeft plaatsgevonden. Vraag ook wat de patiënt zelf heeft gedaan om het probleem op te lossen. Vraag specifiek het alcohol-, koffie- en/of middelengebruik na. Vul alle gegevens in op het *Werkblad slaapinventarisatie* evenals de antwoorden op de volgende vragen:
- Hoelang heeft u al last van een slaapprobleem en hoe is het verloop?
- Werkt u in ploegendienst of heeft u geregeld te maken met een jetlag?
- Hoeveel uur slaapt u per 24 uur wanneer u alle slaap optelt?
- Gebruikt u medicatie of heeft u een ziekte die te maken kan hebben met het slechte(re) slapen?
- Gebruikt u middelen (alcohol, drugs, medicatie ed.) om in slaap te komen? (Bij gebruik van slaapmiddelen overleggen met de huisarts om deze af te bouwen en dit ook met de patiënt overleggen.)
- Wat zijn volgens u de oorzaken van het probleem?
- Wat zijn de gevolgen van de slaapproblemen op het gebied van gedrag, emoties, werk en relaties?
- Wat heeft u allemaal al gedaan om het probleem te verhelpen? En wat werkte hiervan?

- **2. Voorlichting over slapen**

Leg de rationale van deze behandeling als volgt uit:

> **Uitleg**
> Ik zal u eerst eens iets vertellen over slapen en de consequenties daarvan. Vervolgens wil ik met u bespreken hoe de gesprekken er uit zullen zien en wat u tussen de gesprekken door kunt doen om weer beter te gaan slapen. Omdat ik weet dat wanneer u slecht slaapt, u zich soms slecht kunt concentreren, geef ik u straks alle informatie nog eens mee om thuis na te lezen. U hoeft het dus nu niet allemaal te onthouden.
>
> Wanneer mensen slechter slapen dan voorheen, worden ze vermoeider. En wanneer u vermoeid bent, kunt u eigenlijk alles in het leven minder goed aan. Herkent u dat? (…)
>
> U kent vast ook wel verhalen van mensen die al heel erg lang last hebben van slecht slapen en die daardoor in de problemen zijn geraakt, klopt dat? (…) Ik kan me goed voorstellen dat u zich hierover zorgen maakt, en misschien tijdens het wakker liggen hier ook over piekert? Daar wordt u natuurlijk niet meer ontspannen van, integendeel: de meeste mensen worden daar heel gespannen van! En die spanning moet er uit en dat maakt dat mensen lang blijven zappen voor de tv, alcohol gaan drinken of oeverloos achter de computer blijven hangen. En hoe logisch dat ook lijkt, u gaat daar niet beter van slapen! Schematisch ziet dat er zo uit (teken ◘ fig. 5.1).
>
> **Uitleg over de behandeling**
> Tijdens onze gesprekken zullen we deze vicieuze cirkel gaan doorbreken, door in te grijpen op alle punten. Dat betekent dat ik u opdrachten geef om uit te voeren thuis, en dat het belangrijk is dat u deze ook uitvoert. Ik realiseer me dat u vermoeid bent en er weinig bij

> kan hebben, toch is dit de enige manier om uw probleem aan te pakken. We kunnen wel bespreken wat voor u nog te doen is en wat niet, maar het uitvoeren van opdrachten is noodzakelijk. Ziet u dat zitten? De eerste opdracht is om de periode tot aan onze volgende afspraak het *Werkblad slaapdagboek* in te vullen.

Pak dit werkblad erbij en kijk samen of het duidelijk is. Wanneer de patiënt het te veel vindt om het werkblad iedere dag in te vullen voor de aankomende twee weken, onderhandel dan over het aantal dagen en leg uit waarom het belangrijk is: het inzichtelijk maken van een patroon zoals in de vicieuze cirkel staat. De patiënt mag de registratie natuurlijk ook doen in zijn telefoon/iPad/laptop e.d., zolang het gedrag maar vastgelegd wordt. Vink aan welk huiswerk je hebt meegegeven:
- Bijhouden *Werkblad slaapdagboek*: ...
- Nog eens doorlezen van *Werkblad facts & figures over slapen*: ...

5.3.2 Sessie 2 slaap

- **Voorbereiden**

Kijk na welk huiswerk je de vorige keer hebt meegegeven. Denk eraan dat complimenteren van vooruitgang een belangrijke stimulans is voor patiënten om door te kunnen zetten.

- **Klaarleggen**
- Werkblad gedachten over slaap.
- Werkblad alternatieve gedachten over slaap.
- Werkblad regels voor slaap en de slaapkamer.

- **Bespreekpunten**
1. Slaapdagboek.
2. Vicieuze cirkel van slaapproblemen.
3. Gedachten over slaap.
4. Alternatieve gedachten over slaap.
5. Eventueel regels voor slaap en de slaapkamer.

5.3.3 Start sessie 2 slaap

- **1. Slaapdagboek**

Bekijk en bespreek het slaapdagboek van de patiënt. Leg uit wat een normale slaapduur is voor een volwassene (7 uur) en dat er individuele verschillen in slaapbehoeften bestaan. Een slaapprobleem kan ontstaan door onjuiste gedachten over slapen en door activiteiten overdag. Mocht de cliënt ervan overtuigd zijn dat hij afwijkt van de 7 uur, dan is het belangrijk om dit uit te vragen. Leg ook vast uit dat het slaapgedrag van de patiënt vastgelegd gaat worden in een slaapdagboek.

- **2. Vicieuze cirkel van slaapproblemen**

Teken nog eens de vicieuze cirkel van slaapproblemen en probeer hier zo veel mogelijk het slaapdagboek van de patiënt in te betrekken.

- **3. Gedachten over slaap**

In de eerste sessie heb je aantekeningen gemaakt over de gedachten over slaap die de patiënt heeft. Schrijf deze gedachten op en laat de patiënt ze verder aanvullen. Wanneer er geen gedachten zijn, of de patiënt vindt het moeilijk om deze te formuleren, gebruik dan het *Werkblad gedachten over slaap* en bekijk welke gedachten de patiënt herkent.

- **4. Alternatieve gedachten over slaap**

Bespreek vervolgens de alternatieve gedachten over slaap. Buig de bestaande niet-functionele gedachten om met de volgende uitspraken:
  - De verwachtingen die patiënten hebben over zichzelf wanneer ze wél goed zouden slapen zijn vaak niet realistisch. Ook als je wél goed slaapt ben je wel eens chagrijnig, slecht geconcentreerd, vergeetachtig, geïrriteerd of heb je geen zin om naar een feestje te gaan.
  - Met minder energie na een slechte nacht kan de dag erna alles gedaan worden wat gepland is, maar misschien met iets minder inzet. Doorgaan met alles maakt ook dat er afleiding is van het zich zorgen maken over slecht slapen en het geeft wat ontspanning op de dag.
  - De oorzaken van slapeloosheid zijn uiteenlopend. Patiënten noemen vaak meerdere oorzaken. Er zijn dus ook meerdere oplossingen die gecombineerd kunnen worden. Hiermee aan de slag gaan geeft controle en zorgt ervoor dat het slaapprobleem minder erg wordt. De combinatie is: overdag niet slapen, maar wel ontspannen, goed 'opslomen' (zie *Werkblad regels voor slaap en de slaapkamer*, slaapkamer- en omstandigheden kritisch bekijken, denken over slaap kritisch bekijken (dat doen we nu), regelmaat in de bedtijden en geen slaap inhalen.
  - Er is nog nooit iemand doodgegaan van te weinig slaap. Wanneer de patiënt overdag genoeg ontspant en zich aan de regels houdt die in deze sessies besproken worden, kan de patiënt hier oud mee worden.

Neem zo nodig het *Werkblad alternatieve gedachten over slaap* erbij. Geef deze werkbladen aan de patiënt mee en iedere keer wanneer deze zichzelf op een negatieve gedachte betrapt kan hij gaan oefenen met de alternatieve gedachten. Wanneer er nog tijd is, kan het *Werkblad regels voor slaap en de slaapkamer* alvast besproken worden en de nieuwe slaaptijden afgesproken (zie sessie 3). Vink aan wat je als huiswerk mee hebt gegeven:
  - Slaapdagboek bijhouden: …
  - Doorlezen *Werkbladen alternatieve gedachten over slaap* en hiermee oefenen: …
  - *Werkblad regels voor slaap en de slaapkamer*: …

5.3.4 Sessie 3 slaap

- **Voorbereiden**
  - Kijk na welk huiswerk je de vorige keer hebt meegegeven.
  - Bespreek zo nodig met de huisarts hoe het afbouwen van de medicatie verloopt.

- **Klaarleggen**
  - Werkblad regels voor slaap en slaapkamer.
  - Ontspanningsoefening om mee te geven.

- **Bespreekpunten**
1. Slaapdagboek.
2. Vicieuze cirkel van slaapproblemen.
3. Regels voor slaap en de slaapkamer.
4. Ontspanningsoefening.

Start sessie 3

- **1. Slaapdagboek**

Bespreek het slaapdagboek. Complimenteer iedere vooruitgang en bespreek wat maakt dat het beter gaat; dit kan verschillende oorzaken hebben, bijvoorbeeld:
- meer ontspanning overdag;
- minder negatieve gedachten over slaap;
- meer inzicht in de vicieuze cirkel en daardoor meer gevoel van controle.

- **2. Vicieuze cirkel van slaapproblemen**

Teken zo nodig de vicieuze cirkel van slaapproblemen nog eens en verwerk hierin de informatie uit het slaapdagboek.

- **3. Regels voor slaap en de slaapkamer**

Geef de patiënt de regels voor het slapen en de slaapkamer, bespreek deze en vraag naar de haalbaarheid ervan. Wanneer de patiënt vindt dat het haalbaar is, spreek dan af dat voor de volgende afspraak alle regels uitgevoerd zijn (liefst zo snel mogelijk).

- - **Regels voor de slaapkamer**
- Eén uur voor het slapen: geen tv, laptop, iPad, telefoon of andere beeldschermen omdat de lichtinval op de ogen de biologische klok kan verstoren.
- Zorg:
  - voor een neutrale inrichting (bijvoorbeeld geen foto's die heftige emoties oproepen).
  - voor voldoende ventilatie; niet warm en niet te koel.
  - voor voldoende verduistering.
  - voor een rustige omgeving of gebruik oordoppen.
  - voor een flink bed (als je een partner hebt zijn twee aparte matrassen prettig).
  - voor een goede matrasmaat: 20 cm. langer dan je eigen lengte en 40 cm. breder dan jezelf; de dikte en stevigheid zijn afhankelijk van gewicht en lichaamsvorm;
  - de juiste dikte van het kussen (ga zijdelings tegen de muur staan; de ruimte tussen je hoofd en de muur is de juist dikte).
  - ervoor dat je dekbed (dekens) en lakens niet te zwaar zijn.

- - **Regels voor slapen**
- Ga op een vaste tijd naar bed en uit bed. Om uw slaappatroon te verbeteren moet u allereerst weer een ritme opbouwen. U doet dit door op vaste tijden naar bed te gaan en op vaste tijden op te staan.
  - Deze tijden stelt u als volgt vast: u kiest zelf een tijd om op te staan. Daarna berekent u het gemiddelde aantal uren slaap per nacht dat u de afgelopen tien dagen had (deze staan in uw dagboek). Dit gemiddelde aantal uren slaap wordt deze week het totaal aantal uren dat u in bed mag doorbrengen, en zo kunt u nu dus uitrekenen hoe laat u naar bed moet. Stel dat u om 7 uur op moet staan en de afgelopen tien dagen gemiddeld

6 uur sliep. Dan is het dus de bedoeling dat u de komende week om 1 uur 's nachts naar bed gaat. Het is heel goed mogelijk dat u het totaal aantal uren dat u in bed mag doorbrengen eigenlijk te weinig vindt. Toch raden wij u aan om te proberen aan dit aantal uren vast te houden. Op deze manier bouwt u een vast ritme op en vergroot dit de kans dat u die uren die u in bed doorbrengt, ook daadwerkelijk slaapt. Door korter te slapen, bouwt u als het ware een slaapschuld op. Dit maakt het makkelijker om de volgende nacht in slaap te vallen. Als u goede, regelmatige nachten heeft, kunt u vervolgens het aantal uur gaan uitbreiden.

- Ga alleen naar bed als u slaperig bent. Slaperigheid is een signaal van uw lichaam dat het tijd is om naar bed te gaan. U merkt het aan gapen, jeukende of brandende ogen, of een algeheel gebrek aan energie. U gaat de komende week dus pas naar bed als u zich slaperig voelt. Maar niet vóór uw voorgenomen tijd om naar bed te gaan. Stel dat u zich had voorgenomen om om 1 uur naar bed te gaan, en u voelt zich om 11 uur al slaperig; dan blijft u toch op tot 1 uur! (Slaperigheid is overigens niet hetzelfde als zich moe voelen. U weet waarschijnlijk als geen ander dat u zich moe kunt voelen maar toch heel onrustig en wakker kan zijn. Dat is dus niet het signaal om naar bed te gaan.)
- Sta op als u niet kunt slapen. Kunt u niet in slaap komen? Dan kunt u het beste uit bed gaan. Doe dit als u schat dat u ongeveer 15 tot 30 minuten wakker heeft gelegen. Doe iets wat u prettig vindt en wat niet inspannend is. Bijvoorbeeld een boek lezen of een puzzel oplossen. U gaat pas weer naar bed als u zich slaperig voelt. Kunt u dan toch nog niet slapen, ga dan opnieuw uw bed uit.
- Kijk niet op klok of wekker. Het is de bedoeling dat u 's nachts niet op de klok of wekker kijkt. Daar wordt u alleen maar onrustiger van. U gaat er in ieder geval niet beter van slapen! Dus ook voor het inschatten van de tijd dat u wakker ligt, hoeft u niet op de klok te kijken. Het gaat om een schatting.
- Doe geen dutjes overdag, die maken dat u later op de avond pas slaperig wordt.
- In de weekenden en andere vrije dagen mag u maximaal 1 uur uitslapen, na uw vaste tijd van opstaan.
- Activeer uw biologische klok bij het opstaan door flink te bewegen in de buitenlucht, bijvoorbeeld de hond uitlaten, op de fiets naar het werk enzovoort. Kijk 's morgens bewust in het daglicht. Dit zorgt voor het resetten van de biologische klok, waardoor het dag/nachtritme verbetert en daarmee de slaap.
- Eet 's avonds niet te laat (tot maximaal 2 uur voor het slapengaan) en niet te zwaar.
- Gebruik je bed alleen om te slapen of te vrijen, dus geen boeken lezen of tv-kijken.
- Ga pas naar bed als je slaap hebt maar neem van te voren wel tijd om tot rust te komen: opslomen!

Opslomen
We hebben helaas geen knop die we uit kunnen zetten zodra we naar bed gaan. Neem dus de tijd om tot rust te komen. Dit betekent minimaal een half uur voor het slapen gaan bewust ontspannen. Geen spannende tv-programma's vlak voor het slapen, geen problemen bespreken en geen intensieve activiteiten zoals werken, sporten, telefoneren, achter de computer zitten of een thriller lezen. Verder mag alles wat ontspant. Als je merkt dat je met tegenzin naar bed gaat, kan de volgende tip van pas komen. Gedrag dat gevolgd wordt door een beloning, wordt door deze beloning 'versterkt'. Met andere woorden, door bij het naar bed gaan aan leuke dingen te denken zorg je ervoor dat het naar bed gaan aangenamer wordt. Neem elke avond het laatste (half) uur voor het slapen de tijd om je dag af te

bouwen en denk bewust aan iets leuks als je naar bed gaat. Lukt het niet om te stoppen met piekeren, doe dan de volgende oefening.

Piekeroefening
- Maak elke dag of avond (niet te laat!) 15 minuten vrij om te piekeren.
- Ga zitten met pen en papier en loop de dag nog eens door.
- Maak een 'nog-te-doen'-lijstje en schrijf op wat er nog moet gebeuren.
- Gebruik dit kwartier om het gevoel te krijgen dat u overzicht heeft en doe daarna het schrift dicht.
- Leg uw pen en papier op uw nachtkastje. U kunt dan nieuwe gedachten gelijk opschrijven om er de volgende dag mee aan de slag te gaan. Ga niet opnieuw piekeren, maar stel het uit tot het volgende piekerkwartiertje.
- Herhaal dit elke dag.

- **4. Ontspanningsoefening**

Koppel de lichamelijke spanning die de patiënt ervaart aan de ontspanningsoefening. Deze staat op *Werkblad ontspanningsoefening 1*. Je kunt deze oefening met de patiënt in de spreekkamer doen en/of het werkblad meegeven als huiswerk.

5.3.5 Sessie 4 slaap

- **Voorbereiden**
- Kijk na welk huiswerk je hebt meegegeven.
- Bespreek zo nodig met de huisarts hoe het afbouwen van de medicatie verloopt.

- **Klaarleggen**
- Werkblad met regels voor slaapbeperking en uitbreiding.

- **Bespreekpunten**
1. Huiswerk.
2. Vicieuze cirkel van slaapproblemen.
3. Regels voor slaapbeperking en uitbreiding.

Start sessie 4

- **1. Huiswerk**

Bespreek het slaapdagboek. Complimenteer iedere vooruitgang en bespreek wat maakt dat het beter gaat. Zijn alle regels rondom slapen en de slaapkamer doorgevoerd? Zo niet, bespreek waarom niet en bevraag de patiënt over de positieve gevolgen van het uitvoeren van de regels. Heeft de patiënt de ontspanningsoefeningen uitgevoerd? Bespreek hier de positieve effecten van. Lukt het de patiënt goed om te 'opslomen' en is het piekerdagboek nodig? Bespreek hier de positieve gevolgen van.

2. Vicieuze cirkel van slaapproblemen

Teken zo nodig de vicieuze cirkel van slaapproblemen nog eens voor de patiënt en verwerk hierin de informatie uit het slaapdagboek. Koppel de gedachten aan de ideeën over slapen, het piekeren en de lichamelijke spanning aan de ontspanningsoefeningen (mits deze gedaan zijn door de patiënt). Leg uit dat er dus nu op alle fronten wordt ingegrepen op het slechte slapen. Nu is het een kwestie van volhouden en bij succes volgt het uitbreiden van de uren slaap.

3. Regels voor slaapbeperking en uitbereiding

De regels voor slaapbeperking staan op het *Werkblad regels voor slapen en de slaapkamer*. Daarin wordt uitgelegd hoe uitgerekend kan worden hoeveel slaapuren de patiënt moet maken. Wanneer deze uren redelijk goed geslapen worden, kunnen de uren worden uitgebreid.

> **Voorbeeld**
> Een van de regels voor slaap was: u kiest zelf een tijd om op te staan. Daarna berekent u het gemiddelde aantal uren slaap per nacht dat u de afgelopen 10 dagen had (deze staan in uw dagboek). Dit gemiddelde aantal uren slaap wordt deze week het totaal aantal uren dat u in bed kunt doorbrengen. Op die manier kunt u nu dus uitrekenen hoe laat u naar bed moet.
> Stel dat u om 7 uur op moet staan en gemiddeld 6 uur slaapt. Dan is het dus de bedoeling dat u de komende week om 1 uur 's nachts naar bed gaat. Het is heel goed mogelijk dat u het totaal aantal uren dat u in bed mag doorbrengen te weinig vindt. Toch is het belangrijk om te proberen aan dit aantal uren vast te houden, omdat u zo een vast ritme opbouwt. Maar ook omdat dit de kans vergroot dat u de uren die u in bed doorbrengt ook daadwerkelijk slaapt. Door korter te slapen bouwt u als het ware een 'slaapschuld' op. Dit maakt het makkelijker om de volgende nacht sneller in slaap te vallen. Om het aantal uren in bed uit te breiden, wil ik met u een nieuwe rekensom maken. Stel dat u naar bed bent gegaan om 11 uur 's avonds en opgestaan om 9 uur 's ochtends. U heeft dan 10 uur in bed gelegen. Stel dat u in die tijd in totaal 5 uur heeft geslapen. U heeft dan: 5/10 uur = 50% effectief geslapen.
> In de afgelopen periode is uw slaapeffectiviteit toegenomen, doordat u meer slaapt als u eenmaal in bed ligt. Wanneer uw slaapefficiëntie is gestegen tot 90%, kunt u de uren slaap gaan uitbreiden. U kunt dan bijvoorbeeld een half uur eerder naar bed gaan of een half uur later opstaan. Houd daarna deze nieuwe tijd aan totdat uw slaapefficiëntie opnieuw gestegen is tot 90%. Ga door met langzaam uitbreiden totdat uw slaapefficiëntie niet meer boven de 90% uitkomt. Dat is dan (op dit moment) de optimale duur van uw slaap.
> Reken samen met de patiënt uit wat de slaapeffectiviteit is en maak afspraken over de nieuwe tijden.

Vink aan wat je als huiswerk mee hebt gegeven:
– *Werkblad slaapdagboek*: …
– *Werkblad ontspanningsoefening 1*: …
– Nieuwe tijden slaapeffectiviteit aanhouden: …
– Nog anders: …

5.3.6 Sessie 5 slaap

- **Voorbereiden**

Kijk na welk huiswerk de patiënt heeft meegekregen. Bedenk je dat complimenteren een prima stimulans is om door te zetten.

- **Bespreekpunten**
1. Slaapdagboek.
2. Interventies.
3. Medicatieafbouw (indien nodig).

Start sessie 5

- **1. Slaapdagboek**

Bespreek het slaapdagboek en in hoeverre de uitbreiding van de slaapuren al voor 90 % effectief is.

- **2. Interventies**

Evalueer de interventies; wat heeft de patiënt het beste geholpen: de informatie uit sessie 1; de uitleg over gedachten in sessie 2 of de slaapbeperking in sessies 3 en 4? Bespreek met de patiënt wat hij gaat doen wanneer er opnieuw slaapproblemen optreden en maak afspraken hoe de patiënt die vast gaat leggen.

> **Voorbeeld**
> Het is belangrijk dat we vandaag terugkijken om vooruit te kunnen kijken. Ik wil graag dat u straks thuis een 'zelfhulpgids op maat' gaat maken. Laten we eens bespreken wat u daarin lint opnemen. Vragen die gesteld kunnen worden zijn:
> — Waar heeft u het meest aan gehad in de behandeling: de informatie uit sessie 1; de uitleg over gedachten in sessie 2 of de slaapbeperking uit sessies 3 en 4?
> — Zijn er andere zaken waar u veel aan gehad heeft?
> — Stel dat uw buurvrouw met u bespreekt dat zij last heeft van slaapproblemen, wat zou u haar dan uitleggen over slapen? En over eventuele oplossingen?
> — Wat zegt u dit over hoe u een toekomstig slaapprobleem het beste kunt aanpakken? Schrijf dit op en leg het thuis op een handig plek. Of misschien wilt u het overschrijven in een schrift waarin u meerdere zelfhulptips kunt verzamelen?

- **3. Medicatieafbouw**

Bespreek zonodig de medicatieafbouw en het vervolg hiervan. Leg uit dat de sessies bij jou stoppen en dat jij dat doorgeeft aan de huisarts. Vergeet niet om dit in het HIS te vermelden.

> **NB**
> **Vergeet niet om de patiënt te complimenteren met zijn inzet. Laat merken dat jij er alle vertrouwen in hebt dat de patiënt in de toekomst weer prima kan slapen!**

5.4 Mogelijke hindernissen

Het is belangrijk om je te realiseren dat er meestal pas na 6 tot 8 weken merkbaar (en zichtbaar in het slaapdagboek) effect optreedt op de effectieve slaaptijd. Na een aantal weken moeten patiënten wel effect gaan voelen van de slaapbeperking die is uitgelegd in sessie 3. Blijft dit achterwege, controleer dan nog eens goed of de patiënt zich aan de regels houdt van de regelmatige slaaptijden en de berekende effectieve slaap; of de patiënt aan 'opslomen' doet; hoe het zit met koffie/thee/alcohol/roken en middelengebruik en activiteiten vóór het slapen. Wanneer de patiënt de slaapuren al aan het uitbreiden was en er is geen effect, dan moet hij terug naar effectieve slaapuren (slaaprestrictie) en dit volhouden totdat er een merkbaar effect is. Wanneer het uitblijven van het effect veroorzaakt wordt door (toename van) angst of depressieve klachten is het belangrijk deze eerst te behandelen alvorens verder te gaan met het aanpakken van de slaapproblemen.

5.5 Aanpassingen

- **Gender/cultuur/taal/leeftijd**

Vrouwen van 40 jaar of ouder kunnen door hormoonschommelingen last krijgen van slaapklachten. De adviezen voor deze groep zijn hetzelfde als in deze sessies beschreven is. Ook ouderen slapen vaak wat lichter en korter dan volwassenen maar wanneer zij echt klachten rapporteren, geldt ook hier dat de adviezen hetzelfde zijn als in de sessies beschreven (gemiddelde slaaptijd voor ouderen is 5 à 6 uur). Het kan een optie zijn om de werkbladen in een groter lettertype mee te geven.

- **Uitgeklede versie**

Alleen voorlichting over slapen, zoals in sessie 1, kan al genoeg zijn om verandering teweeg te brengen. Het belangrijkste werkzame element van deze behandeling is de slaapbeperking, zoals uitgelegd in sessie 3. Wanneer een patiënt geen gedachten wil of kan veranderen, en niet wil oefenen met ontspanning en piekeren, kan de slaapbeperking ook 'los' ingezet worden. Hetzelfde geldt voor een patiënt die geen slaapbeperking wil, maar wel aan de slag kan met gedachten. Iedere sessie is ook als losse module in te zetten.

- **Suggesties voor verdieping**

Voor verdieping van dit protocol kan een cursus gevolgd worden bij Bureau Binnen De lijnen. nu. Daarnaast is het raadzaam het Werkboek en therapeutenboek *Behandeling van langdurige slapeloosheid* aan te schaffen of een tweedaagse cursus te volgen over slaap- en waakstoornissen bij RINO Noord-Holland: rino.nl/aanbod/049.15.01.

5.6 Werkbladen

24. Werkblad inventarisatie slaapproblemen.
25. Werkblad facts & figures over slapen.
26. Werkblad slaapdagboek.
27. Werkblad gedachten over slaap.

28. Werkblad alternatieve gedachten over slaap.
29. Werkblad regels voor slaap en de slaapkamer.
30. Werkblad ontspanningsoefening 1.

De werkbladen zijn achterin opgenomen als bijlagen en daarnaast te downloaden op:extras.springer.com en binnendelijnen.nu/boek/werkbladen.html.

Begeleiding bij problemen met alcoholgebruik

6.1   Rationale – 74

6.2   **Richtlijnen bij alcoholproblemen – 74**
6.2.1   Multidisciplinaire richtlijn bij alcoholproblemen – 74
6.2.2   Handleiding bouwstenen – 75
6.2.3   Zelfhulp online – 75

6.3   **Protocol – 75**
6.3.1   Sessie 1 alcohol - 75 – 75
6.3.2   Sessie 2 alcohol - 75 – 77
6.3.3   Sessie 3 alcohol - 75 – 80
6.3.4   Sessie 4 alcohol - 75 – 82
6.3.5   Sessie 5 alcohol - 75 – 83

6.4   Mogelijke hindernissen – 84

6.5   Aanpassingen – 85

6.6   Werkbladen – 85

6.1 Rationale

Alcoholgebruik kan tot verschillende klachten leiden, zoals slaapproblemen, problemen met ontlasting, hoge bloeddruk, zweten en hoofdpijn. Om die klachten te hebben hoeft men helemaal niet overdreven veel of vaak alcohol te gebruiken, maar kan het minderen of stoppen met alcohol wél zorgen dat deze klachten sterk verminderen. Daarnaast kunnen patiënten ook zelf vinden dat ze te veel drinken en hulp nodig hebben om dit te minderen. De NHG-standaard *Problematisch alcoholgebruik* (Meerkerk et al. 2005) richt zich op:

》 de patiënt die meer drinkt dan goed voor hem is, maar niet als alcoholist bij de huisarts bekend is. Problematisch gebruik wordt daarbij gedefinieerd als: een drinkpatroon dat leidt tot lichamelijke klachten en/of psychische of sociale problemen, dan wel verhindert dat de bestaande problemen adequaat worden aangepakt. 《

De tekst vermeldt expliciet dat de geconsumeerde hoeveelheid alcohol daarbij van ondergeschikt belang is. Alcohol gebruik kan zowel direct als indirect problemen veroorzaken, ongeacht de hoeveelheid of de frequentie van gebruik. Dat betekent dat veel klachten veroorzaakt kunnen worden door alcoholgebruik zonder dat de patiënt zich hiervan bewust is. Het is dus raadzaam dit altijd na te vragen. Dit protocol begeleidt de patiënt met concrete hulpmiddelen om te minderen of stoppen met het drinken van alcohol. Zo leidt het registreren tot inzicht, en zorgt het stellen van een doel en maken van een (nood)plan voor een grotere kans op bestending van vermindering in gebruik.

6.2 Richtlijnen bij alcoholproblemen

6.2.1 Multidisciplinaire richtlijn bij alcoholproblemen

In de multidisciplinaire richtlijn (MDR) bij alcoholproblemen (zie literatuurlijst) staat:

》 Eenmalige en kortdurende interventies bestaan uit één of enkele interventies van vijf tot dertig minuten binnen een beperkt aantal maanden waarbij doorgaans gebruik gemaakt wordt van een combinatie van op motiverende gespreksvoering geënte gesprekstechnieken, een advies, en overige beknopte procedures, zoals het geven van feedback over de fysieke conditie van de patiënt. Vanuit een empathische, respectvolle houding wordt de eigen verantwoordelijkheid van de patiënt centraal gesteld en worden diens mogelijkheden bevestigd (self-efficacy).

Korte interventies bevatten doorgaans: het geven van feedback over excessief alcoholgebruik naar aanleiding van bij de patiënt verricht onderzoek; het geven van advies en opties voor gedragsverandering; het bespreken van de keuze voor en de mogelijkheden tot verandering van het gebruik; de keuze minder/niet te drinken en het bespreken van hoog risico situaties en gedragsalternatieven.

Eenmalige en kortdurende interventies worden ingezet zowel bij (vermoeden van) excessief drinken als bij mensen die zich vanwege alcoholmisbruik of -afhankelijkheid voor behandeling aanmelden. 《

Zie ook ggzrichtlijnen.nl.

6.2.2 Handleiding bouwstenen

De *Handleiding bouwstenen zorgpaden basis ggz* (Trimbos-instituut & ROS-netwerk, 2012) hanteert een vergelijkbaar advies:

» Kortdurende interventies bestaan uit één of enkele interventies van vijf tot dertig minuten binnen een beperkt aantal maanden, waarbij doorgaans gebruik gemaakt wordt van een combinatie van op motiverende gespreksvoering geënte gesprekstechnieken. Het kan gaan om een advies, het geven van feedback over de fysieke conditie van een patiënt. Kortdurende interventies bevatten doorgaans:
— feedback over excessief alcoholgebruik naar aanleiding van bij de patiënt verricht onderzoek;
— geven van advies en opties voor gedragsverandering;
— bespreken van keuzes en mogelijkheden voor verandering van het gebruik;
— keuze minder drinken/niet te drinken en het bespreken van hoog risicosituaties.

Met als grondregel de patiënt te begeleiden in de gedragsverandering naar het voeren van eigen regie (zelfmanagement). «

6.2.3 Zelfhulp online

- **Onbegeleide zelfhulp**
— minderdrinken.nl
— zelfhulpalcohol.nl
— zelfhulpalcohol.nl

- **Begeleide zelfhulp**
— alcoholondercontrole.nl

6.3 Protocol

Dit protocol beschrijft de interventies die in de richtlijn worden aanbevolen, met als doel alcoholgebruik te minderen of te stoppen. In de eerste sessie wordt psycho-educatie gegeven en gaat de patiënt zijn gebruik registreren. In de tweede sessie worden de registraties besproken en wordt er een doel gesteld. Aan de hand van dit doel wordt er een plan gemaakt. Vanaf sessie 3 gaat de patiënt het plan uitvoeren (minderen of stoppen met alcoholgebruik). Sessie 4 dient vooral ter ondersteuning en biedt een keuze aan interventies. De laatste sessie ten slotte zal gaan over terugval en het ontwikkelen van een noodplan.

6.3.1 Sessie 1 alcohol - 75

- **Klaarleggen**
— Werkblad wat doet alcohol?
— Werkblad registratie gedachten en glazen.

- **Bespreekpunten**
1. Psycho-educatie.
2. Registreren en doel stellen.

Start sessie 1
- **1. Psycho-educatie**

Bespreek met de patiënt wat de motivatie is voor zijn komst naar jou. Vindt hij dat hij te veel drinkt, of te vaak? Of heeft hij het gevoel er geen controle over te hebben? Of is hij gestuurd door iemand anders? Wanneer iemand niet primair in verband met alcoholproblemen verwezen is, maar wel te veel drinkt, kan dit protocol ook toegepast worden vóór, tijdens of na de behandeling voor de primaire verwijzing. De redenen om te drinken die het meest genoemd worden, zijn:
- voor de gezelligheid;
- om te kunnen ontspannen;
- om in slaap te vallen;
- omdat het een gewoonte is geworden;
- om een goed gevoel te krijgen.

Drinken kan tijdelijk een opkikker geven bij vermoeidheid, zorgen, spanning, stemmingsproblemen of bij pijn en verdriet. Wanneer mensen regelmatig alcohol drinken, went het lichaam hieraan. Als dit dan ineens niet meer gebeurt, gaat het lichaam 'protesteren': er ontstaan stemmingsproblemen zoals somberheid of angst, onrust, prikkelbaarheid, hoofdpijn, slapeloosheid, zweten, trillen of hartkloppingen.

Wat ook wel gebeurt is dat mensen alleen op feestjes of in het weekend drinken. Als u te veel of te snel achterelkaar drinkt, kan uw lichaam dat niet verwerken. Alcohol geeft sneller schade dan mensen denken. Te veel is voor vrouwen 4 glazen in 2 uur en voor mannen 5 glazen in 2 uur. In dat tempo is er een risico op bewusteloosheid en zelfs coma.

> **Verantwoord alcoholgebruik**
> Het advies voor verantwoord alcoholgebruik is:
> - jongeren onder de 18 jaar: drink géén alcohol;
> - vrouwen die zwanger zijn of borstvoeding geven: drink géén alcohol;
> - andere vrouwen: drink niet meer dan 1 glas alcohol per dag;
> - mannen: drink niet meer dan 2 glazen alcohol per dag;
> - ouderen: drink niet meer dan 1 glas alcohol per dag.
>
> **En drink ten minste 2 dagen in de week géén alcohol om te voorkomen dat drinken een gewoonte wordt.**

Het is belangrijk om met empathie te reageren en met een respectvolle houding de eigen verantwoordelijkheid van de patiënt te benadrukken. Leg de rationale uit en geef een overzicht van het protocol. Benadruk hierbij dat er een uitgebreid en goed doordacht plan gemaakt wordt, voordat de patiënt wellicht besluit te minderen of stoppen met drinken. Op het *Werkblad wat doet alcohol?* staat nog eens beschreven wat de effecten zijn van te veel of langdurig alcoholgebruik. Geef dit werkblad mee als huiswerk, om thuis nog eens te lezen en eventueel aan de partner te laten lezen als deze geïnteresseerd en op de hoogte is.

2. Registreren en doel stellen

Het is de bedoeling dat de patiënt gaat bijhouden welke gedachten hij heeft over alcohol, welk gevoel dat geeft én hoeveel glazen er daadwerkelijk gedronken worden. Leg uit dat wanneer uit de registratie blijkt dat het toch meer glazen zijn dan nu ingeschat, dat geen consequenties heeft voor de begeleiding. Pak het werkblad erbij en vul de eerste regel in met een voorbeeld van de patiënt. Leg uit dat in één standaardglas bier (250cc) ongeveer evenveel alcohol zit als in een standaardglas wijn (100cc) of in een standaardglaasje voor sterke drank (35cc). (In een flesje bier zit 1,5 standaardglas; in een fles wijn zitten 6 standaardglazen). Alleen het aantal glazen hoeft dus genoteerd te worden. Mocht de patiënt in de situatie komen het niet precies te weten, dan is een schatting met een vraagteken ook goed. Het is handig als de patiënt dit werkblad een aantal malen kopieert of uitprint via extras.springer.com of binnendelijnen.nu. In de volgende sessie wordt er gewerkt aan het maken van een plan. Het is goed als de patiënt dan precies kan vertellen wat hij wil bereiken, welk doel hij heeft. Voorbeelden van goed omschreven doelen zijn:
- Ik ga 2 glazen wijn minder drinken op de vrijdagmiddagborrel op het werk.
- Vanaf 12 september stop ik helemaal met alcohol drinken.
- Vanaf 3 maart ga ik op maandag en dinsdag helemaal geen alcohol meer drinken.

Het is huiswerk voor de patiënt om een doel te formuleren over het minderen of stoppen met alcohol (gematigd afbouwen mag ook, maar wél binnen de 5 sessies).

Geef de patiënt een compliment voor de inzet en de moed om bij jou te komen en eerlijk te praten over drankgebruik. Mensen vinden dat immers vaak erg lastig en het is een heel belangrijke eerste stap! Vink aan welk huiswerk je meegegeven hebt:
- *Werkblad wat doet alcohol?:* ...
- *Werkblad registratie gedachten en glazen:* ...
- Doel formuleren: ...

6.3.2 Sessie 2 alcohol - 75

- **Klaarleggen**
- Werkblad registratie gedachten en glazen
- Werkblad trek

- **Bespreekpunten**
1. Registraties
2. Doel stellen
3. Trek

Start sessie 2
- **1. Registraties**

Bespreek de registraties aan de hand van het ingevulde werkblad. Geef complimenten over alles wat gelukt is; dus ook als er maar twee dagen zijn ingevuld, is dat een compliment waard. Zijn de registraties anders dan de patiënt verwacht had? Wat zie jij in de registraties?
Vertel wat de effecten zijn van 2 tot 7 glazen per keer, namelijk:
- Er is een duidelijk merkbare verandering in stemming en het gedrag.

- Het vermogen om sociale situaties goed te beoordelen neemt af.
- Risico's worden minder goed ingeschat.
- Het geheugen wordt beïnvloed.
- De reactiesnelheid en het coördinatievermogen nemen af.
- Het gezichtsvermogen wordt minder. Het zicht wordt waziger en er ontstaat een soort tunneleffect. De waarneming links en rechts in het gezichtsveld neemt af.

Vertel wat de effecten zijn van *meer* dan 7 glazen per keer, namelijk:
- Het zelfkritisch vermogen verdwijnt en men kan zich overdreven emotioneel gedragen of agressief worden.
- Het gezicht wordt rood, zwelt mogelijk iets op en de pupillen vergroten.
- Misselijkheid en overgeven komt veel voor.
- De bewegingscoördinatie en de spiercontrole zijn verstoord, waardoor gewone dagelijkse handelingen niet meer goed kunnen worden uitgevoerd.

Vertel van de effecten zijn van meer dan 15 glazen per keer, namelijk:
- De zintuigen zijn verdoofd en functioneren nog nauwelijks, waardoor bijvoorbeeld pijn en kou niet meer worden gevoeld.
- Het contact met de omgeving verdwijnt.
- Men is verward en afwezig.
- Er kan geheugenverlies optreden in de vorm van black-outs.
- Bij meer dan 20 glazen per keer zal de patiënt bewusteloos raken.

Herkent de patiënt deze verschijnselen? Bespreek wat jullie beiden zien aan de registraties en spreek af te blijven registreren.

■ 2. Doel stellen

Welk doel wil de patiënt gaan stellen tijdens de sessies met jou? Is dit doel SMART genoeg geformuleerd? (Zie voor uitleg SMART ▶ par. 2.3.) Aan het einde van de sessies moet duidelijk zijn of het doel behaald is of niet. Complimenteer de patiënt met het formuleren van het doel. Let erop dat de patiënt verantwoordelijk is voor zijn eigen doel. Dus wanneer het doel is om 1 glas per week te minderen, ook al drinkt de patiënt wel 50 glazen per week, dan ga je toch werken aan het doel wat de patiënt gekozen heeft.

■ 3. Trek

Mensen die minderen of stoppen met alcohol drinken, krijgen te maken met gevoelens van 'trek' of *craving*. Dit is de overweldigende behoefte om de positieve effecten van alcohol te ervaren. Dit gevoel ontstaat doordat het lichaam zich voorbereidt op alcohol in de situaties waarin de patiënt meestal drinkt. Of wanneer hij op een andere manier aan het drinken van alcohol wordt herinnerd.

Uitleg trek

Een goed voorbeeld om dit te uit te leggen is 'het hondje van Pavlov'. Pavlov was een onderzoeker die keek naar het gedrag van dieren ten einde het gedrag van mensen beter te begrijpen. Zijn hondje begon te kwijlen wanneer hij een bak met voer kreeg. Het lichaam van de hond bereidde zich op die manier voor op het verwerken van voedsel. Pavlov liet een bel klinken telkens wanneer het hondje voer kreeg. Na een tijdje was de hond zover dat hij al begon te kwijlen als hij alleen al de bel hoorde. Het lichaam maakte zich klaar om het voedsel te verwerken, terwijl er in feite alleen maar een bel ging.

Bij mensen werkt dit ook zo. Het lichaam bereidt zich voor op de komst van alcohol als reactie op bepaalde prikkels. Het gevoel dat dan ontstaat, noemen we trek. Deze prikkels kunnen heel divers zijn: de geur van alcohol, een bepaalde plek of situatie of de trek kan gekoppeld zijn aan een bepaald gevoel. Trek ervaren duurt meestal maar kort, maar de gedachten eraan kunnen wel steeds terugkeren. Deze gedachten gaan dan over de behoefte aan alcohol, bijvoorbeeld: 'ik zou wel een biertje lusten' of '1 wijntje kan toch ook geen kwaad en dan voel ik me wel een stuk beter!'. Het is belangrijk om deze gedachten en het gevoel van trek zo snel mogelijk te leren herkennen, omdat deze gedachten en het gevoel van trek in de beginfase het gemakkelijkst af te leiden zijn. Beide worden opgeroepen door concrete situaties of ervaringen, bijvoorbeeld als je iemand ziet drinken, of wanneer je in je favoriete café zit, of in een situatie bent waarin je meestal alcohol drinkt.

Het herkennen en omgaan met trek is dus een belangrijk deel van het leren om te stoppen of minderen met drinken. Vink hieronder aan welke situaties of gebeurtenissen bij u een gevoel van trek oproepen en beschrijf er zelf nog een paar extra:
- in een café zijn;
- telefoneren;
- stress ervaren;
- verdrietig zijn;
- boos zijn;
- roken;
- moe zijn;
- haast hebben;
- ruzie hebben;
- als het avond is;
- als het weekend is;
- wanneer het diner opgediend wordt;
- saai werk moeten doen;
- over emoties praten;
- vreemden aan moeten spreken;
- naar een feestje gaan;
- op vakantie zijn;
- op een terras zitten;
- _____
- _____
- _____

Vink aan welk huiswerk je meegegeven hebt:
- *Werkblad registratie gedachten en glazen:* ...
- *Werkblad trek:* ...

6.3.3 Sessie 3 alcohol - 75

- **Klaarleggen**
- Werkblad tips bij het minderen.
- Werkblad registratie gedachten en glazen.

- **Bespreekpunten**
1. Registraties en lijst van prikkels die een gevoel van trek oproepen.
2. Plan maken.

Start sessie 3
- **1. Registraties en lijst van prikkels die een gevoel van trek oproepen**

Bespreek de registraties aan de hand van het ingevulde werkblad. Geef complimenten over alles wat gelukt is; dus ook als er maar 2 dagen zijn ingevuld is dat een compliment waard. Zijn de registraties anders dan de patiënt verwacht had? Wat zie jij in de registraties?

Bekijk samen de lijst van verwachte prikkels die een gevoel van trek oproepen. Heeft de patiënt deze situaties kunnen vinden? Geef hier een compliment voor. Wanneer het niet is gelukt, kan het helpen om samen heel specifiek naar een situatie te kijken die de patiënt geregistreerd heeft. Vraag naar de situatie een half uur voordat de patiënt zijn (eerste) glas dronk. Bespreek wanneer de patiënt echt zin in een drankje kreeg, en wat gebeurde er vlak daarvoor? Was het iets wat hij zag, rook, voelde of hoorde?

Alle situaties die een gevoel van trek oproepen, kunnen in het plan verwerkt worden als risicovolle situaties en valkuilen.

- **2. Plan maken**

Neem het doel erbij zoals dat geformuleerd is in sessie 2. Om tot een concreet plan te komen moeten de volgende vragen beantwoord worden:
- Wat zijn de voor- en nadelen van het behalen van mijn doel op de korte en de lange termijn?
- Hoeveel wil ik minderen of per wanneer wil ik stoppen?
- Welke situaties leveren een risico op?
- Hoe kan daarmee omgaan?
- Hoe ga ik om met mezelf belonen en bestraffen?
- Wat zijn valkuilen?
- Kan een partner of een vriend(in) me ondersteunen?

Verwerk ook de volgende tips in het plan:
- Noteer hoeveel glazen u per week mag drinken. Bijvoorbeeld niet meer dan 10 glazen alcohol per week.
- Noteer hoeveel glazen u per dag mag drinken. Bijvoorbeeld niet meer dan 2 glazen alcohol per dag.
- Noteer op welke dagen en tijdstippen u mag drinken. Bijvoorbeeld pas na 20.00 uur.
- Noteer op welke dagen u niet wilt drinken. Bijvoorbeeld niet op dinsdag en woensdag.

6.3 · Protocol

- Als u geleidelijk wilt minderen: noteer hoeveel glazen u per week minder gaat drinken.
- Als u bij bepaalde gelegenheden meer wilt drinken: schrijf van tevoren op voor welke gelegenheden u een uitzondering maakt, en hoeveel glazen u dan maximaal mag drinken.
- Bedenk alvast een leuke beloning voor uzelf, voor als u zich weer een dag of een week aan uw plan heeft gehouden (bijvoorbeeld een tijdschrift of een kaartje voor de bioscoop).
- Maak afspraken met de mensen om u heen
- Vertel aan de mensen om u heen dat u besloten heeft minder alcohol te drinken.
- Spreek met hen af dat zij u geen alcoholische drank meer aanbieden.
- Spreek af hoe zij u op moeilijke momenten kunnen steunen en aanmoedigen: moeten zij u met rust laten of juist afleiden?
- Spreek ook af hoe zij het beste kunnen reageren wanneer u zich niet aan uw plan houdt. Moeten zij u hierop aanspreken, hierover met u in discussie gaan? Of moeten zij u met rust laten?
- Had u vaste momenten waarop u gewend was alcohol te drinken? Plan dan voor die momenten iets anders om te doen. Ging u bijvoorbeeld altijd na uw werk naar het café? Ga dan voortaan op dat tijdstip sporten of naar de bioscoop. Dronk u altijd alcohol voor het slapengaan? Ga dan voortaan een eindje wandelen of neem een warm bad. De gedachte om alcohol te drinken komt dan niet zo gauw bij u op.
- Als u gewend was veel te drinken, dan krijgt u nog vaak momenten dat u naar alcohol verlangt. Dat verlangen duurt meestal maar een halfuur. Bedenk alvast wat u op zulke momenten kunt doen om dat halfuur door te komen. Het gaat erom dat u afleiding zoekt. U kunt bijvoorbeeld:
  - 10 keer rustig in- en uitademen
  - 10 kniebuigingen doen of 5 keer de trap op en af lopen
  - even naar buiten lopen, wandelen of fietsen
  - een pot thee zetten of iets fris inschenken
  - de krant of een tijdschrift lezen
  - naar muziek luisteren
  - iemand bellen of een mail schrijven
- Zorg dat u geen alcohol in huis heeft, of alleen de hoeveelheid die u per dag mag drinken. Zorg dat u wel een voorraad niet-alcoholische drank in huis heeft die u lekker vindt, bijvoorbeeld vruchtensap of een lekkere thee.
- Wanneer u voor het eerst een paar dagen veel minder heeft gedronken, dan kan het zijn dat u in het weekend of op een feestje meer wilt drinken. Spreek daarom van tevoren af met uzelf en de mensen om u heen hoeveel glazen u maximaal mag drinken.
- Stel het moment dat u het eerste glas alcohol drinkt van de dag zo lang mogelijk uit.
- Doe lang over een glas alcohol.
- Neem na een glas alcohol een glas water of een ander lekker drankje zonder alcohol.
- Zorg dat u alvast weet wat u wilt zeggen als iemand u een glas alcohol wil geven. Bijvoorbeeld: 'Nee dank je, ik ben aan het minderen.' Of zeg dat u nog moet rijden.
- Spreek af met de mensen om u heen, dat zij u waarschuwen wanneer u het afgesproken aantal glazen alcohol op heeft.
- Als u zich een keer niet aan uw plan heeft gehouden, bedenk dan in welke situatie het gebeurde. Bedenk wat u de volgende keer in die situatie anders kunt doen en schrijf dit op.
- Zoek steun bij de mensen om u heen
- Zoek mensen in uw omgeving die ook van plan zijn minder alcohol te gaan drinken. Dan kunt u elkaar aanmoedigen.

- Als u gewend was veel te drinken, dan krijgt u nog vaak momenten dat u naar alcohol verlangt. Dat verlangen duurt meestal maar een halfuur. Bedenk alvast wat u op zulke momenten kunt doen om dat halfuur door te komen. Het gaat erom dat u afleiding zoekt. U kunt bijvoorbeeld:
  - 10 keer rustig in- en uitademen;
  - 10 kniebuigingen doen of 5 keer de trap op en af lopen;
  - even naar buiten lopen, wandelen of fietsen;
  - een pot thee zetten of iets fris inschenken;
  - de krant of een tijdschrift lezen;
  - naar muziek luisteren;
  - iemand bellen of een mail schrijven.

Voor nog meer tips bij het minderen (zie ook thuisarts.nl):
- Zorg dat u geen alcohol in huis heeft of alleen de hoeveelheid die u per dag mag drinken.
- Zorg dat u wel een voorraad niet-alcoholische drank in huis heeft die u lekker vindt, bijvoorbeeld vruchtensap of een lekkere thee.
- Wanneer u voor het eerst een paar dagen veel minder heeft gedronken, dan kan het zijn dat u in het weekend of op een feestje extra veel wilt drinken. Spreek daarom van tevoren af met uzelf en de mensen om u heen hoeveel glazen u dan maximaal mag drinken.
- Stel het moment dat u het eerste glas alcohol van de dag drinkt zo lang mogelijk uit.
- Doe lang over een glas alcohol.
- Neem na een glas alcohol een glas water of een ander lekker drankje zonder alcohol.
- Zorg dat u al weet wat u wilt zeggen als iemand u een glas alcohol aanbiedt. Bijvoorbeeld: 'Nee dank je, ik ben aan het minderen.' Of zeg dat u nog moet rijden.
- Spreek af met de mensen om u heen dat zij u waarschuwen wanneer u het afgesproken aantal glazen alcohol op heeft.
- Als u zich een keer niet aan uw plan heeft gehouden, bedenk dan in welke situatie het gebeurde. Bedenk wat u de volgende keer in die situatie anders kunt doen, en schrijf dit op.
- Zoek steun bij de mensen om u heen.
- Zoek mensen in uw omgeving die ook van plan zijn minder alcohol te gaan drinken. Dan kunt u elkaar aanmoedigen.

Zijn alle te verwachten situaties, moeilijkheden en alternatieven besproken? Spreek duidelijk af met de patiënt wanneer hij een beloning verdient en wat deze beloning is (geen alcohol!). Spreek ook af wat de 'straf' is wanneer de patiënt zich niet aan het plan houdt (bijv. een huishoudelijk klusje of een uur eerder opstaan).

Vanaf deze sessie gaat de patiënt het plan uitvoeren en minderen of stoppen. Geef het *Werkblad tips bij het minderen* mee. Het is heel belangrijk dat de patiënt *blijft* registreren; geef dus ook dat werkblad mee. Vink aan welk huiswerk je meegegeven hebt:
- *Werkblad tips bij het minderen*: ...
- Plan uitvoeren: ...
- *Werkblad registratie gedachten en glazen*: ...

6.3.4 Sessie 4 alcohol - 75

- **Voorbereiden**

Doorlezen van werkbladen met oefeningen.

- **Klaarleggen**
- Werkblad registratie gedachten en glazen.
- Werkblad 'nee' zeggen tegen alcohol.
- Werkblad assertiviteit.
- Werkblad ontspanningsoefening 2.
- Werkblad energiegevende activiteiten inplannen.

- **Bespreekpunten**
1. Registraties.
2. Oefeningen.

Start sessie 4
- **1. Registraties**

Neem de tijd om de registraties uitgebreid te bespreken. Wat zijn de successen? Zijn er ook teleurstellingen? Viel het mee of tegen? Hoe heeft de patiënt het toch gered? Of viel het juist erg mee? Wat waren de reacties uit de omgeving?

Geef complimenten en ondersteun waar nodig. Bij problemen is het raadzaam een PST-sessie in te lassen (zie ▶ H. 2). Wanneer patiënten gestructureerd aan het afbouwen zijn, kun je een grafiek tekenen en deze bijhouden in de volgende sessie (na de laatste sessie meegeven). Spreek af om door te gaan volgens plan en te blijven registreren (gedachten en glazen).

- **2. Oefeningen**

Om het afbouwen of stoppen te ondersteunen is een aantal technieken beschikbaar. Samen met de patiënt kan een techniek of ondersteuning gekozen worden die de patiënt goed ligt. Er kan een keuze gemaakt worden uit:
- 'nee' zeggen tegen alcohol;
- adviezen over assertiviteit;
- ontspanningsoefeningen;
- energiegevende activiteiten inplannen.

Pak van de gekozen techniek het werkblad erbij en bespreek dit met de patiënt. Het is aan te raden om in ieder geval *Werkblad 'nee' zeggen tegen alcohol* te bespreken en de tips concreet te maken met de patiënt. Wanneer er tijd genoeg is kunnen alle vier de werkbladen besproken worden. Vink aan welk huiswerk je meegegeven hebt:
- *Werkblad registratie gedachten en glazen*: …
- Andere werkblad(en) naar keuze, namelijk: …

6.3.5 Sessie 5 alcohol - 75

- **Voorbereiden**
- Werkblad noodplan bekijken.

- **Klaarleggen**
- Werkblad noodplan.

- **Bespreekpunten**
1. Registraties.
2. Noodplan maken.

Start sessie 5
- **1. Registraties**

Bespreek met de patiënt de gemaakte registraties. Zet de afname van het alcoholgebruik in de grafiek, waarin ook de progressie van de afgelopen weken te zien is. Bespreek dit samen: is het gegaan zoals verwacht? Wat viel er mee of tegen? Zijn er nog moeilijkheden die deze sessie besproken moeten worden?

Geef een korte terugblik vanuit jouw visie en vergeet niet om een compliment te geven voor alles wat de patiënt gedaan en bereikt heeft, om te beginnen met hulp vragen en accepteren!

- **2. Noodplan maken**

Het is heel gewoon dat er momenten van terugval zullen zijn. Het gaat er dus ook niet om dat die terugval per se voorkomen wordt, maar vooral om hoe de patiënt met terugval om kan gaan. Omdat de patiënt vast wel een keer terug gaat vallen, is het belangrijk om een goed plan te maken voor wat hij dan kan doen. Zie het als een soort brandoefening: het is goed om te weten waar de brandblussers hangen en waar de nooduitgang is. En als er nooit brand uitbreekt, des te beter! Vraag aan de patiënt hoe deze het ervaart om over terugval te praten. Leg de nadruk op het beeld van de brandoefening, Terugval is geen falen, maar een gebruikelijk fenomeen bij verslaving of misbruik. De opdracht is dan ook om een noodplan te gaan maken, mocht deze situatie zich voordoen. Bedenk samen met de patiënt waar hij de kans het grootst acht dat hij weer gaat drinken. En wat denkt hij wat er dan gaat gebeuren? Blijft het bij één foutje, of is 'alles dan verloren'? Foutjes horen erbij – als je het zo bekijkt, is er niets verloren, maar een leermoment gewonnen! Wat kan de patiënt doen om weer uit deze situatie te komen? Weggaan, een goede vriend bellen, voorstellen om een balletje te gaan trappen enzovoort. Hoe gedetailleerder het plan is, hoe groter de kans van slagen. De opdracht voor de patiënt is om alles wat jullie besproken hebben op het *Werkblad noodplan* te noteren en dit werkblad goed te bewaren. Vink hier aan welk huiswerk je meegegeven hebt:
— *Werkblad noodplan:* …

6.4 Mogelijke hindernissen

Het probleem dat het meest voor de hand ligt is dat de patiënt in dezelfde mate alcohol blijft drinken als hij bij aanmelding deed. Het is dan belangrijk om de motivatie te bespreken en nog eens kritisch naar het doel te kijken – misschien moet deze worden aangepast? Het is dan ook raadzaam om een nieuwe voor- en nadelenlijst van de nieuwe doestelling te maken.

Een ander probleem wat kan voorkomen is dat de patiënt meer, vaker of al langer drinkt dan in eerste instantie duidelijk was. Dan ligt doorverwijzing voor de hand.

6.5 Aanpassingen

- **Gender/cultuur/taal/leeftijd**

Voor zover bekend is er geen verschil in effectiviteit of bruikbaarheid van dit protocol voor mannen of vrouwen. Het is een goede begeleiding voor mensen die talig zijn en de motivatie hebben om te registreren. Er is ook geen verschil bekend in effectiviteit of bruikbaarheid voor mensen uit een andere cultuur of nationaliteit, hoewel het drinken van alcohol een verschillende cultureel bepaalde lading kan hebben. Het is raadzaam om dat na te vragen en te bespreken voor zover het relevant kan zijn in de behandeling. Het is een voorwaarde dat iemand kan lezen en schrijven en de taal begrijpt. Voor oudere mensen kunnen de bestaande werkbladen gebruikt worden, maar dan met een groter lettertype.

- **Uitgeklede versie**

Wanneer er maar één sessie beschikbaar is, is de voorlichting het belangrijkste. Zie voor een uitgebreide beschrijving van psycho-educatie ▶ par. 6.3.1.1.
  Leg ook uit hoe het zit met het fenomeen 'trek'; zie daarvoor punt 3. in ▶ par. 6.3.2.1. Nodig ten slotte de patiënt uit voor nog een sessie bij jou en geef het *Werkblad wat doet alcohol?* en het *Werkblad trek* mee.

- **Suggesties voor verdieping**

Voor verdere verdieping kun je de cursus 'Begeleiding bij alcoholgebruik' of de cursus 'Motiverende Gespreksvoering' bij Bureau Binnen De Lijnen.nu volgen.

6.6 Werkbladen

- Werkblad wat doet alcohol?
- Werkblad tips bij het minderen.
- Werkblad registratie gedachten en glazen.
- Werkblad trek.
- Werkblad ontspanningsoefening 2.
- Werkblad assertiviteit.
- Werkblad 'nee' zeggen tegen alcohol.
- Werkblad energiegevende activiteiten plannen.
- Werkblad noodplan.

De werkbladen zijn achterin opgenomen als bijlagen en daarnaast te downloaden op: ▶ http://www.extras.springer.com en ▶ http://www.binnendelijnen.nu/boek/werkbladen.html

Bijlagen

Werkbladen – 89

Geraadpleegde literatuur – 139

Register – 143

Werkbladen

1 Werkblad psycho-educatie

(Dit werkblad kunt u downloaden via ► http://extras.springer.com of ► http://www.binnendelijnen.nu/boek/werkbladen.)

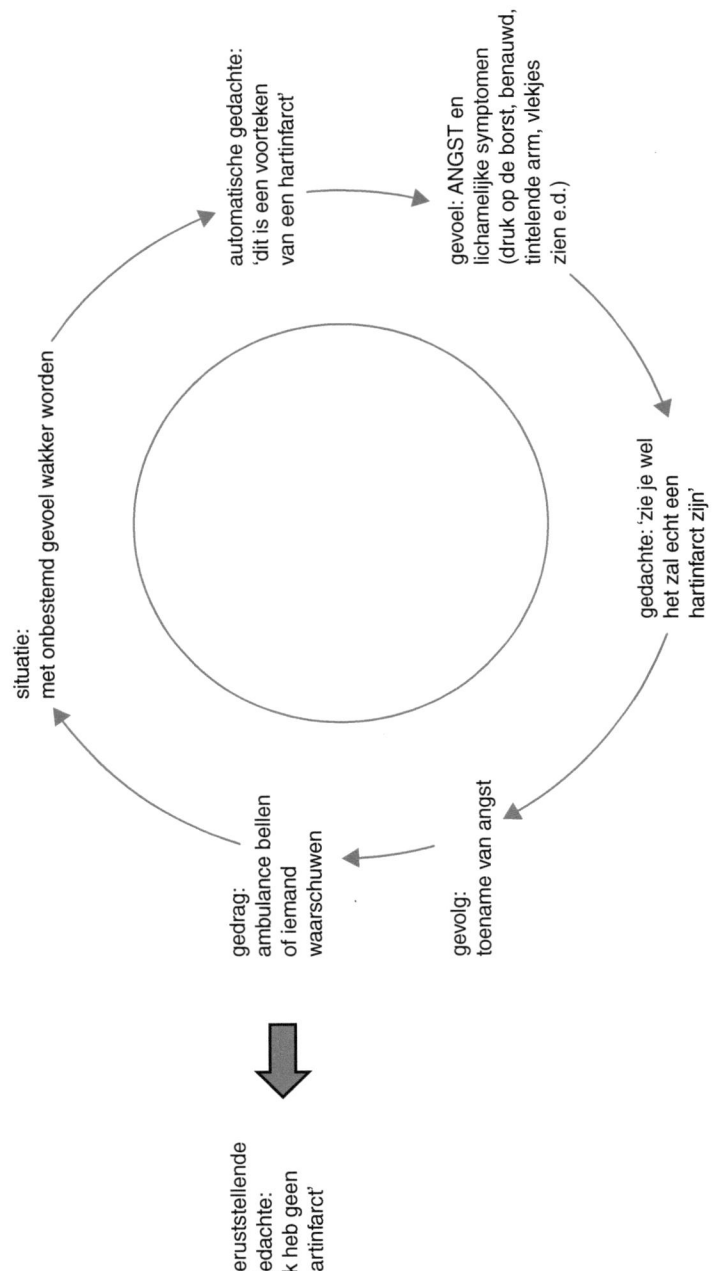

■ Schema paniekaanvallen.

Stel, u wordt 's ochtends wakker en u heeft een onbestemd en raar gevoel, zomaar. U heeft wel eens gelezen dat mensen die een hartinfarct hebben gehad ook van te voren een onbestemd en raar gevoel hadden. U denkt dat dit bij u ook wel eens het geval zou kunnen zijn. Vooral omdat u nu, eenmaal wakker, ook merkt dat u druk op de borst heeft, een tintelende linkerarm en tintelende vingers. Uw ademhaling gaat moeilijker, u krijgt het benauwd en u begint vlekjes te zien.

Het gedrag dat volgt op deze gedachten kan zijn om 112 te bellen of iemand anders te waarschuwen. Dit gedrag zal hoogstwaarschijnlijk leiden tot meer angst. Schematisch ziet dit er uit zoals op de afgebeelde figuur 'Schema paniekaanvallen'.

De waargenomen lichamelijke symptomen worden veroorzaakt door angst, die op haar beurt veroorzaakt wordt door automatische gedachten. Uw lichamelijke symptomen zijn dus geen voorspeller van een nare of zelfs verschrikkelijke gebeurtenis, zoals flauwvallen of een hartaanval, maar een logische lichamelijke reactie op allerlei gedachten die angst oproepen.

In de begeleiding zult u hier samen met uw POH-GGZ uitgebreid over spreken en deze gedachten gaan vervangen door meer realistische gedachten, die minder of geen angst oproepen.

2   Werkblad registratie deel 1

(Dit werkblad kunt u downloaden via ▶ http://extras.springer.com of ▶ http://www.binnendelijnen.nu/boek/werkbladen.)
Situatie (waar ben ik, wat gebeurt er?)
_____
_____
_____

Welke **gedachten** heb ik? (en hoe geloofwaardig zijn deze 1–10?)
_____
_____
_____

Welke **symptomen** heb ik? (bijv. druk op de borst, benauwd, snelle hartslag, benauwd, duizelig, misselijk, onwerkelijk gevoel, tintelingen in vingers, trillen, zweten etc.)
_____
_____
_____

Welk **gevoel** heb ik? (bijv. angst, woede, verdriet, onrust, spanning)
_____
_____
_____

Hoe **sterk** is dit gevoel? (gebruik een rapportcijfer van 1–10 waarbij 10 het meest hevig is wat u ooit gevoeld heeft)
_____
_____
_____

Wat is mijn **gedrag** (hoe reageer ik; wat heb ik gedaan?):
_____
_____
_____

Werkbladen

3 Werkblad kenmerken van een paniekaanval

(Dit werkblad kunt u downloaden via ▶ http://extras.springer.com of ▶ http://www.binnendelijnen.nu/boek/werkbladen.)
De symptomen van een paniekaanval zijn:
- hyperventilatie en daardoor:
  - beven of trillen;
  - zweten;
  - pijn of druk op/in de borst;
  - hartkloppingen;
  - duizeligheid;
  - misselijkheid;
  - tintelingen;
  - benauwdheid.

Een paniekaanval gaat vaak samen met angst om flauw te vallen of dood te gaan omdat men de symptomen inschat als de aankondiging van bijvoorbeeld een hartaanval of flauwvallen. De symptomen van een paniekaanval worden bijna altijd veroorzaakt door hyperventilatie.
We geven twee rijtjes met de vergelijking van symptomen van een paniekaanval (hyperventilatie) met flauwvallen (◘ tabel 3.1) en een hartinfarct/hartaanval (◘ tabel 3.2).

◘ Tabel 3.1 Hyperventilatie vs. flauwvallen.

hyperventilatie	flauwvallen
hoge bloeddruk	lage bloeddruk
snelle hartslag	trage hartslag
te veel zuurstof in het bloed	normale hoeveelheid zuurstof in het bloed
bloed wordt rondgepompt	bloed gaat naar belangrijkste organen

◘ Tabel 3.2 Hyperventilatie vs. hartinfarct/hartaanval.

hyperventilatie	hartinfarct/hartaanval
hoge bloeddruk	verstopte kransslagader
snelle hartslag door angst	snelle hartslag door inspanning
te veel zuurstof in het bloed	normale hoeveelheid zuurstof
hart pompt bloed rond	pompen wordt bemoeilijkt door verstopping of pompen stopt
tintelingen in de armen/vingers	algehele malaise
druk op de borst die max. 30 minuten aanhoudt	druk op de borst die niet overgaat

4 Werkblad uitdaagvragen

(Dit werkblad kunt u downloaden via ▶ http://extras.springer.com of ▶ http://www.binnendelijnen.nu/boek/werkbladen.)

Kies een automatische gedachte zoals u die beschreven heeft op een *Werkblad registratie deel 1* of zoals geformuleerd met de POH-GGZ. Maak deze gedachte zó dat er geen vraagteken achter staat. Pak de informatie die u eerder over uw automatische gedachte heeft opgezocht erbij. Beantwoord dan de volgende vragen:

1. Welke bewijzen heb ik dat mijn automatische gedachte waar is?
2. Welke bewijzen heb ik dat mijn automatische gedacht niet waar is?
3. Kan er een andere verklaring zijn voor wat ik voel dan de verklaring die ik nu bedenk?
4. Wat is het ergste wat me kan overkomen? Wat ga ik daarna/daarmee doen?
5. Wat is het beste wat me kan overkomen?
6. Wat is het meest waarschijnlijke wat me zal overkomen?
7. Welk gevoel krijg ik van de automatische gedachte?
8. Als ik deze gedachte niet zou hebben, hoe zou ik me dan voelen?
9. Als een vriendin of familielid van mij deze gedachte zou hebben, wat zou ik dan zeggen/adviseren?
10. Formuleer één of meer alternatieve gedachten en schrijf deze op uw registratieformulier.
11. Hoe geloofwaardig is deze gedachte voor u?
12. En hoe geloofwaardig is de automatische gedachte nu?

5 Werkblad registratie volledig

(Dit werkblad kunt u downloaden via ▶ http://extras.springer.com of ▶ http://www.binnendelijnen.nu/boek/werkbladen.)

Situatie (waar ben ik, wat gebeurt er?)
_____
_____

Welke **gedachten** heb ik? (en hoe geloofwaardig zijn deze 1-10?)
_____
_____

Welke **symptomen** heb ik? (bijv. druk op de borst, benauwd, snelle hartslag, benauwd, duizelig, misselijk, onwerkelijke gevoel, tintelingen in vingers, trillen, zweten etc.)
_____
_____

Wel **gevoel** heb ik? (bijv. angst, woede, verdriet, onrust, spanning)
_____
_____

Hoe **sterk** is dit gevoel? (gebruik een rapportcijfer van 1-10 waarbij 10 het meest hevig is wat u ooit gevoeld heeft)
_____
_____

Wat is mijn **gedrag** (hoe reageer ik; wat heb ik gedaan?)
_____
_____

Wat zijn de **antwoorden** op de uitdaagvragen? (welke bewijzen heb ik vóór en tegen mijn gedachten; kan er een andere verklaring zijn?)
_____
_____

Welke **alternatieve** gedachten kan ik omschrijven? (en hoe geloofwaardig zijn deze op een schaal van 1-10?)
_____
_____

Welk **gedrag** heb ik en welk **gevoel** geeft dat?
_____
_____

6 Werkblad gevolgen van piekeren

(Dit werkblad kunt u downloaden via ▶ http://extras.springer.com of ▶ http://www.binnendelijnen.nu/boek/werkbladen.)

Piekeren wordt veroorzaakt door overbezorgdheid die meestal een vrij algemene situatie als aanleiding heeft (bijv. kritiek ontvangen, lichamelijke klachten, een somber idee over de toekomst of tegenslagen in het leven). Het gevaar lijkt vaak groter dan het feitelijk is, en uw mogelijkheden om met dit gevaar om te gaan zijn ook vaak groter dan u denkt. De piekergedachten hebben angst, boosheid, somberheid of schuldgevoel tot gevolg. Daarnaast heeft piekeren als effect dat het zoveel energie kost dat deze energie niet meer naar andere (positieve) zaken kan uit gaan. Schematisch ziet dat er uit zoals in de afgebeelde figuur 'De vicieuze cirkel van piekeren'.

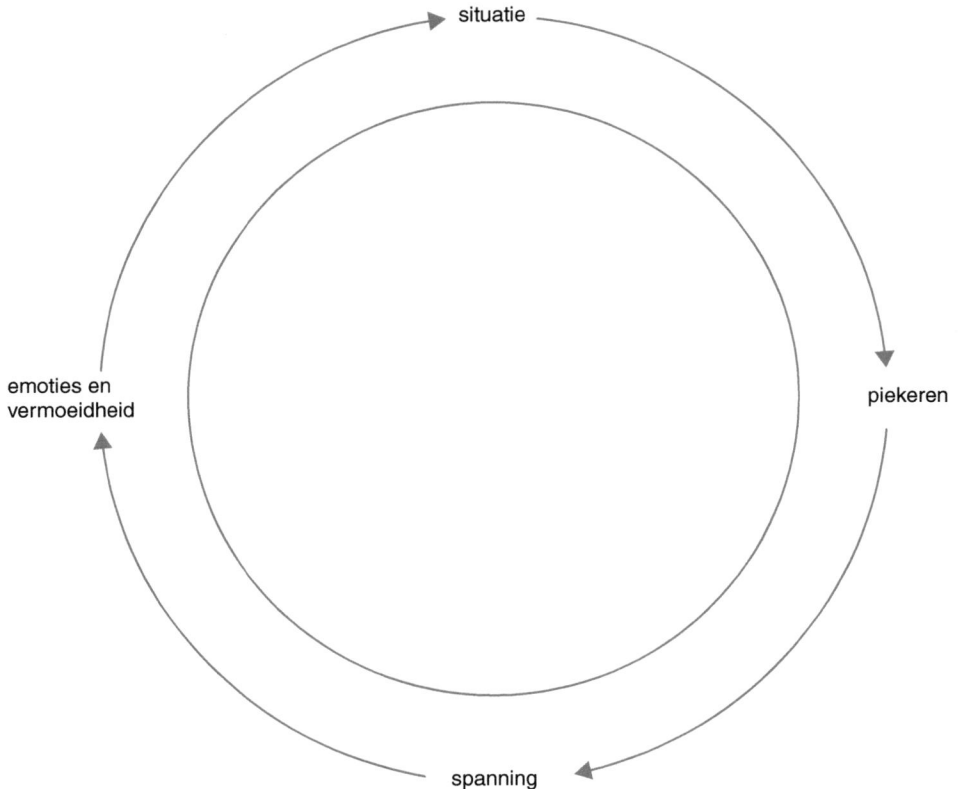

◘ De vicieuze cirkel van piekeren.

7   Werkblad registratie piekeren

(Dit werkblad kunt u downloaden via ► http://extras.springer.com of ► http://www.binnendelijnen.nu/boek/werkbladen.)

situatie (bijv. kritiek krijgen)	piekergedachte (wat denk ik?)	gevoel (wat voel ik) + gedrag (wat doe ik?)	kritische vragen over de piekergedachte	nieuwe gedachte
			Is er bewijs dat mijn piekergedachte klopt?	
			Is er bewijs dat mijn piekergedachte niet klopt?	
			Wat is het ergste dat kan gebeuren?	
			Kan ik daarmee omgaan?	
			Kunnen er ook positieve dingen gebeuren?	
			Wat zou een rationele opvatting kunnen zijn? (zet deze in de volgende kolom)	

8 Werkblad uitdaagvragen piekeren

(Dit werkblad kunt u downloaden via ▶ http://extras.springer.com of ▶ http://www.binnendelijnen.nu/boek/werkbladen.)

- Is er bewijs dat mijn piekergedachte klopt?
- Is er bewijs dat mijn piekergedachte niet klopt?
- Wat is het ergste dat kan gebeuren?
- Kan ik daarmee omgaan?
- Kunnen er ook positieve dingen gebeuren?
- Wat zou een rationele opvatting kunnen zijn?

9 Werkblad probleeminventarisatie

(Dit werkblad kunt u downloaden via ► http://extras.springer.com of ► http://www.binnendelijnen.nu/boek/werkbladen.)

	storend			
	niet	weinig	tamelijk	zeer
gezondheid				
slaapproblemen				
gewichtsproblemen				
lichamelijke vermoeidheid, uitputting				
pijn				
chronische lichamelijke problemen				
moeite met opstaan 's morgens				
slechte leefwijze en voeding				
moeite met dagelijkse verzorging (douchen, eten)				
moeite met een zinvolle dagbesteding (werk, zorg etc.)				
moeite met in slaap komen				
moeite met eten				
te veel roken/drinken/drugs gebruiken				
een ander gezondheidsprobleem?				
financiën				
moeite eindjes aan elkaar te knopen				
te weinig geld				
groeiende schuldenlast				
onverwachte uitgaven				
te weinig geld voor hobby's en uitjes				
voldoende op de hoogte van bestaande financiële regelingen? (kinderbijslag, zorgtoeslag, huurtoeslag, subsidies)				
woonsituatie				
slechte buurt				
te klein, te groot				
onprettige omstandigheden				
dingen die gerepareerd moeten worden				
slechte verhouding met huisbaas				
problemen met buren				

	storend			
	niet	weinig	tamelijk	zeer
sociale relaties				
verlegenheid				
weinig vrienden				
te weinig contact met potentiële parters				
eenzaamheid				
slecht kunnen opschieten met bepaalde mensen				
spaak gelopen of spaaklopende relatie				
zich buitengesloten voelen				
gebrek aan liefde en genegenheid				
kwetsbaarheid voor kritiek				
meer intimiteit met mensen willen				
niet begrepen worden door anderen				
niet goed weten hoe te veranderen				
graag een partner willen				
niet begrepen worden door anderen				
niet goed weten hoe te veranderen				
recreatie				
te weinig leuke dingen doen (concerten, theater, cafébezoek)				
onbeholpenheid in sport of spelletjes				
te weinig vrije tijd				
meer gelegenheid willen om van kunst en zelfexpressie te genieten				
verveling				
te weinig gelegenheid om van de natuur te genieten				
frustratie over 'dingen niet meer kunnen doen'				
reizen willen maken				
niet in staat iets leuks te bedenken om te doen				
familie				
afgewezen voelen door de familie				
onenigheid met partner				
niet met één of meer van de kinderen overweg kunnen				
problemen met kleinkinderen, neefjes, nichtjes				
onzekerheid – vrees partner kwijt te raken				
niet open en eerlijk kunnen zijn tegenover familieleden				
problemen met intimiteit met partner				

Werkbladen

	storend			
	niet	weinig	tamelijk	zeer
verlangen naar seksueel contact met ander dan partner				
andere interesses hebben dan partner				
boosheid, wrok jegens partner				
bemoeizucht van familieleden				
opgesloten voelen in een negatieve gezinssituatie				
stuklopend huwelijk/relatie				
ziek familielid				
veel ruzie thuis				
irritatie over gewoonten van familielid				
zorg over familielid				
psychologisch				
verslaafd zijn				
religieuze problemen				
problemen met gezag				
obsessie met verre of onbereikbare doelen				
verdriet				
gebrek aan motivatie				
af en toe behoorlijk somber zijn				
nervositeit				
belemmerd voelen in het bereiken van doelstellingen				
vaak boos zijn				
tobben, piekeren				
zorgen hebben				
diversen				
niet meer echt kunnen genieten				
het gevoel anderen tot last te zijn				
op vakantie willen, maar hoe en met wie?				
te weinig activiteit				
anderen niet om hulp willen vragen				
huisdier niet meer kunnen verzorgen				
ergens naartoe willen, maar niet weten hoe				
moeite met huishouden (schoonmaken, de was)				
problemen met boodschappen doen				
slechte relatie met huisarts				
nog iets willen oppakken/beginnen, maar het niet meer kunnen opbrengen				

10 Werkblad problemenvragenlijst

(Dit werkblad kunt u downloaden via ▸ http://extras.springer.com of ▸ http://www.binnendelijnen.nu/boek/werkbladen.)

11 Werkblad PST

(Dit werkblad kunt u downloaden via ▶ http://extras.springer.com of ▶ http://www.binnendelijnen.nu/boek/werkbladen.)

Probleemdefinitie:

(SMART-)doel:

Oplossingen:

	voordelen	nadelen
a.		
b.		
c.		
d.		
e.		
f.		

Gekozen oplossing(en):

Actieplan/huiswerk:

Evaluatie:

12 Werkblad waarden

(Dit werkblad kunt u downloaden via ▶ http://extras.springer.com of ▶ http://www.binnendelijnen.nu/boek/werkbladen.)

Wat is voor u persoonlijk het meest van belang in het leven? Hieronder staan 30 persoonlijk waarden gedefinieerd. Loop de lijst aandachtig en vink die waarden aan die u voor uzelf belangrijk vindt. Kies ook een top 3.

☐ plezier	☐ ondernemingszin
☐ orde	☐ stimulatie
☐ spiritualiteit	☐ verbondenheid
☐ vriendschap	☐ zeggenschap
☐ schoonheid	☐ religie
☐ gezondheid	☐ een comfortabel leven
☐ competitie	☐ innerlijke groei
☐ betere leefwereld	☐ zelfrespect
☐ veiligheid	☐ geluk
☐ levensdoel	☐ autonomie
☐ familie	☐ geld
☐ rechtvaardigheid	☐ sociale erkenning
☐ verantwoordelijkheid	☐ goed doen
☐ respect	☐ teamgeest
☐ uiterlijk	☐ nieuwsgierigheid

- **Top 3**

1. _____
2. _____
3. _____

Wat nog ontbreekt, maar wel belangrijk voor mij is:
_____
_____
_____

13 Werkblad geheugen en depressieve klachten

(Dit werkblad kunt u downloaden via ▶ http://extras.springer.com of ▶ http://www.binnendelijnen.nu/boek/werkbladen.)

Wanneer u last heeft van depressieve klachten of somberheid gaat uw brein anders functioneren. Er is veel activiteit op de plaats waar heel *algemene negatieve* herinneringen opgeslagen zijn, maar heel weinig activiteit op de plaats waar heel *specifieke en positieve* herinneringen opgeslagen zijn. Dat betekent dat uw herinneringen dus vooral algemeen van aard zijn én negatief. Dat helpt natuurlijk niet om u beter te gaan voelen!

> **Voorbeeld**
> Een voorbeeld van een *algemene herinnering* is dat uw 5 jaar oudere buurjongen altijd heel aardig voor u was als kind.
> Een voorbeeld van een *specifieke herinnering* is dat Arjen van zijn eerst verdiende geld een bal voor u heeft gekocht.

We gaan in deze sessies zorgen dat uw brein weer meer actief wordt in het gebied van de positieve en specifieke herinneringen, en minder actief in het gebied van de negatieve en algemene herinneringen. Dit doen we door samen herinneringen op te halen aan de hand van vragen die ik u ga stellen. U kiest de vragen uit die u wilt beantwoorden en gaat daar thuis mee aan de slag.

Het zou heel erg leuk zijn wanneer u niet alleen uw herinneringen vertelt, maar ook voorwerpen kunt meenemen die te maken hebben met die herinneringen. Voorbeelden zijn foto's, souvenirs of etenswaren, maar ook muziek of kleren – eigenlijk alles wat de herinnering levendig maakt.

14 Werkblad vragen 1

(Dit werkblad kunt u downloaden via ▶ http://extras.springer.com of ▶ http://www.binnendelijnen.nu/boek/werkbladen.)

Deze vragen gaan over de kindertijd tot 12 jaar.

1. Had u een vriendje of vriendinnetje (buurjongen of -meisje) waar u veel mee speelde? Kunt u zich een leuk moment herinneren toen u met hem/haar speelde, toen u bijvoorbeeld leuk kattenkwaad heeft uitgehaald?
2. Kunt u me vertellen over een uitje dat u met uw ouders of een andere dierbare heeft gemaakt? Bijvoorbeeld een uitje naar de kermis, het strand, carnaval of pretpark?
3. Kunt u zich een verjaardag herinneren uit die tijd die voor u heel speciaal was? Wie waren er en wat gebeurde er?
4. Kunt u zich een leuk sinterklaasfeest of een leuke feestdag herinneren? Wie waren er en wat gebeurde er?
5. Met wie kon u het goed vinden toen u op de lagere school zat? Kunt u zich een moment herinneren dat u iets leuks hebt ondernomen met deze persoon? Wat deden jullie?
6. Heeft u toen u klein was, wel eens een cadeau ontvangen waar u heel erg blij mee was? Kunt u daar wat meer over vertellen?
7. Kunt u een voorval vertellen waarbij uw vader of moeder iets deed waarvan u heel blij of gelukkig werd?
8. Herinnert u zich een moment uit uw jeugd dat u zich geliefd of ondersteund voelde door iemand?

15 Werkblad vragen 2

(Dit werkblad kunt u downloaden via ▶ http://extras.springer.com of ▶ http://www.binnendelijnen.nu/boek/werkbladen.)

Deze vragen gaan over de volwassenheid van 12 tot 18 jaar.

1. Herinnert u zich een dag of een viering op school of uw werk waarbij iedereen veel plezier had? Of is er een ander feest of speciale feestdag geweest die u is bijgebleven?
2. Herinnert u zich een speciaal moment, dat u bijvoorbeeld uw eerste kus kreeg of dat u verliefd was op iemand?
3. Is er een moment geweest dat u iets bijzonders deed op school of sportvereniging of kerk, dat u altijd is bijgebleven?
4. Is er wel eens een dag geweest dat u uw ouders hielp met een moeilijk klus en dat het u veel voldoening gaf toen deze klus was geklaard?
5. Had u in uw tienertijd een speciale vriend of vriendin? Waarom was hij of zij zo speciaal voor u? Heeft u met hem of haar iets bijzonders meegemaakt?
6. Herinnert u zich een moment dat u zich geliefd of beschermd voelde terwijl u bij iemand was?
7. Wat is de plezierigste herinnering die u heeft aan uw grootouders (of andere familie) in deze periode?
8. Wanneer u terugkijkt op uw tienertijd, welk moment was voor u het gelukkigste? Kunt u dat uitleggen?

16 Werkblad vragen 3

(Dit werkblad kunt u downloaden via ▶ http://extras.springer.com of ▶ http://www.binnendelijnen.nu/boek/werkbladen.)

Deze vragen gaan over de volwassenheid van 18 jaar tot nu.

1. Kunt u zich een dag herinneren dat u iets moest belangrijks moest doen (organiseren, prestatie etc.) en waarin u slaagde en u zich toen erg trots voelde?
2. Kunt u een bijzondere gebeurtenis noemen die er voor u uitspringt?
3. Is er een moment dat u bent opgekomen voor een dierbare of uzelf en dat dat ook lukte?
4. Is er een periode geweest die veel van u vroeg, maar dat u er uiteindelijk goed doorheen bent gekomen? Herinnert u zich nog het moment dat u besefte dat het goed was gekomen?
5. Heeft u als volwassene een reis/vakantie gemaakt die u nooit meer zal vergeten? Wat was een bijzonder moment tijdens deze vakantie/reis?
6. Herinnert u zich een dag dat u iets bijzonders heeft gedaan voor iemand en dat u dat erg gelukkig maakte?
7. Op welke wijze maakte u plezier of zocht u ontspanning? Kunt u zich nog een leuk moment herinneren wat als voorbeeld kan dienen?
8. Wat staat u uit deze periode nog goed bij, iets wat u als levenswijsheid door zou willen geven?

- **Wanneer van toepassing:**

1. Herinnert u zich de geboorte van uw dochter of zoon? Kunt u zich een grappig voorval herinneren toen hij of zij klein was? Wat was een moment dat u heel erg trots op hem/haar was?
2. Vertelt u eens over een mooi moment uit uw huwelijk of relatie? Bijvoorbeeld een reis die u samen maakte, een concert waar u samen was of dat u samen iets bereikte waar u trots op was.

17 Werkblad brief vanuit de toekomst

(Dit werkblad kunt u downloaden via ▶ http://extras.springer.com of ▶ http://www.binnendelijnen.nu/boek/werkbladen.)

Om deze laatste sessie goed af te ronden, zal deze niet gaan over herinneringen maar over de toekomst. Kies een dag en een datum in de toekomst, over een aantal jaren. En stel u zich dan voor dat er een aantal positieve wensen, veranderingen en dromen is uitgekomen. Schrijf op deze dag in de toekomst een brief aan uzelf, volgens de volgende instructie:

- Beschrijf een dag uit uw leven van later.
- Leg uit hoe u een aantal problemen heeft opgelost of hoe u een goede manier heeft gevonden om met bepaalde moeilijke dingen om te gaan en vertel wat achteraf het meest heeft geholpen.
- Beschrijf hoe u op die dag op uw leven van nu terugkijkt.
- Schrijf iets over uw relaties in de toekomst en over uw wensen en gedachten over de verdere toekomst. Laat uw fantasie stromen!

18 Werkblad kenmerken van stress

(Dit werkblad kunt u downloaden via ▶ http://extras.springer.com of ▶ http://www.binnendelijnen.nu/boek/werkbladen.)

Mensen die langere tijd veel 'moeten', doordat er bijvoorbeeld hoge werkdruk is of een ziek familielid, kunnen dat over het algemeen prima aan. Ons lichaam is erop gebouwd om af en toe een extra prestatie te leveren; we kunnen best een stootje hebben.

Maar wanneer dit vele 'moeten' voortdurend aanhoudt, pleeg je roofbouw. Bepaalde stofjes in je lichaam worden dan in enorme hoeveelheden aangemaakt, zoals de stresshormonen adrenaline en cortisol. Ook raken andere stofjes dan juist uitgeput.

Stresshormonen zorgen er in de eerste plaats voor dat het lichaam in staat is om snel en goed op een gevaarlijke situatie te reageren. Bijvoorbeeld als u plotseling moet wegspringen voor een brommer.

Wanneer u een drukke baan heeft, er na een lange dag thuis ook nog veel taken liggen én daarbovenop uw partner ziek wordt, zijn het ook de stresshormonen die u helpen om deze lange dagen vol te houden.

Wanneer dit langere tijd zo doorgaat, probeert uw lichaam zich aan de nieuwe situatie aan te passen. Maar daardoor ontstaan tegelijkertijd ook problemen: uw lichaam is niet gebouwd op langdurige stress. Dát is de fase waarin u serieuze klachten kunt verwachten. Dan krijgt u namelijk last van chronische stress.

We noemen een aantal veelvoorkomende *gevolgen* van chronische stress:
- vermoeid zijn;
- een opgejaagd gevoel hebben;
- concentratieproblemen;
- angst- en paniekgevoelens;
- depressieve gevoelens;
- geheugenproblemen;
- stemmingswisselingen;
- zich futloos voelen;
- neiging tot meer drinken/roken/drugsgebruik;
- zich verward voelen;
- snel huilen of boos worden;
- overgevoelig zijn voor drukte en prikkels;
- piekeren;
- moeite met slapen;
- zich uitgeput voelen;
- spierpijn;
- slechter zien;
- plotselinge transpiratieaanvallen krijgen.

Vink aan welke punten u herkent. Wanneer u andere klachten heeft kunt u die hieronder beschrijven:
_____
_____
_____
_____

19 Werkblad concrete adviezen

(Dit werkblad kunt u downloaden via ▶ http://extras.springer.com of ▶ http://www.binnendelijnen.nu/boek/werkbladen.)

1. Meer rustig genieten: probeer een rustige bezigheid te vinden waarvan u geniet en plan deze zo veel mogelijk in uw dagprogramma in. Voorbeelden zijn: tuinieren, tekenen, muziek luisteren, lezen, maar ook biljarten, wandelen, vissen en dansen. Hierin bestaan veel individuele verschillen, het gaat erom dat u ervan bijkomt.
2. Slapen en rusttijden respecteren: stel een vaste tijd in waarop u naar bed gaat en houdt u aan de 'regels voor slaap en de slaapkamer'. Wanneer de mogelijkheid bestaat uit te slapen, doe dat dan, net zolang tot u zelf wakker wordt. Mensen met stress en overspanning zijn uitgeput en moeten uitrusten, (uit)slapen is hierbij van belang. (NB: dit is dus anders dan bij mensen met slaapproblemen of depressieve klachten, waarbij op vaste tijden opstaan wél heel belangrijk is.)
3. Zorgen voor afwisseling tussen in- en ontspanning: na iedere activiteit moet er een korte pauze ingelast worden. Dus na het uitladen van de boodschappen niet gelijk dóór, maar even gaan zitten met een kopje thee en uit het raam staren. Of een muziekje luisteren. Of niks.
4. Op vaste tijden (gezond) eten: het lichaam ontspant en herstelt door rust en regelmaat. Voortdurend na moeten denken over wanneer er gegeten wordt en wat en waar kost ook veel onnodige energie. Spreek vaste tijden af waarop er gegeten wordt en probeer of u de boodschappen eenmaal in de week kunt halen of laten halen (zie tip 6). Gezond eten houdt in: veel groente en fruit en zo min mogelijk koffie, alcohol (drugs) en snacks. Hoewel roken vaak ervaren wordt als ontspannend, heeft het een negatieve invloed op het herstel.
5. Met mate, maar dagelijks bewegen: door te bewegen worden afvalstoffen goed afgevoerd en dat geeft een fitter gevoel. Daarnaast zorgt bewegen ook voor een betere stemming. Het is belangrijk dat het bewegen geen presteren wordt, een wedstrijd tegen de elementen of een verbetering van een eerder gehaald record. Dan zorgt het opnieuw voor stress. Zorg ervoor dat u tijdens het bewegen nog gewoon een gesprek kunt blijven voeren en niet buiten adem raakt. Een beetje meer transpireren mag. Voorbeelden van matig bewegen zijn: 20 minuten rustig wandelen, 2 x 10 minuten kalm fietsen, 30 minuten rustige yoga, 20 minuten tennis zonder punten tellen, meedoen aan het televisieprogramma 'Nederland in beweging' of 20 minuten op de home(cross)trainer.
6. Tijdelijk egoïstisch zijn: wanneer het mogelijk is dat 'moetens' ook door anderen gedaan worden, is het belangrijk hulp te vragen. Door de neurohormonale ontregeling is men vaak geneigd het eigen kunnen te overschatten. Het gevaar is dat u daarmee de ontregeling verergert en het herstel nog langer duurt. Om dit te voorkomen is het belangrijk zo vroeg mogelijk in te grijpen.
7. Wanneer patiënten het moeilijk vinden om 'nee' te zeggen, zijn er handige tips op internet te vinden, waaronder deze: mentaalvitaal.nl/Tools-en-therapie/Zeg-nee!

20   Werkblad dagindeling

(Dit werkblad kunt u downloaden via ► http://extras.springer.com of ► http://www.binnendelijnen.nu/boek/werkbladen.)

dag en datum	dagindeling	genoten van	rust en pauze
	tijd opstaan:		
	tijd ontbijt:		
	werk/activiteiten:		
	tijd lunch:		
	werk/activiteiten:		
	tijd avondeten:		
	bezigheden avond:		
	bedtijd:		
	aantal uren geslapen:		
	opmerkingen:		

21 Werkblad afspraken dagindeling

(Dit werkblad kunt u downloaden via ► http://extras.springer.com of ► http://www.binnendelijnen.nu/boek/werkbladen.)

Afspraken rondom slapen:
_____
_____
_____

Afspraken rondom boodschappen en eten:
_____
_____
_____

Afspraken rondom werk/activiteiten:
_____
_____
_____

Afspraken rondom bedtijd/uitslapen:
_____
_____
_____

Afspraken rondom plezierige activiteiten (genieten):
_____
_____
_____

Afspraken rondom rust- en pauzetijden:
_____
_____
_____

Overige afspraken:
_____
_____

22 Werkblad regels voor slaap en de slaapkamer

(Dit werkblad kunt u downloaden via ▶ http://extras.springer.com of ▶ http://www.binnendelijnen.nu/boek/werkbladen.)

- **Regels voor de slaapkamer**
  - Eén uur voor het slapen: geen tv, laptop, iPad, telefoon of andere beeldschermen omdat de lichtinval op de ogen de biologische klok kan verstoren.
  - Zorg:
    - voor een neutrale inrichting (bijvoorbeeld geen foto's die heftige emoties oproepen).
    - voor voldoende ventilatie; niet warm en niet te koel.
    - voor voldoende verduistering.
    - voor een rustige omgeving of gebruik oordoppen.
    - voor een flink bed (als je een partner hebt zijn twee aparte matrassen prettig).
    - voor een goede matrasmaat: 20 cm. langer dan je eigen lengte en 40 cm. breder dan jezelf; de dikte en stevigheid zijn afhankelijk van gewicht en lichaamsvorm;
    - de juiste dikte van het kussen (ga zijdelings tegen de muur staan; de ruimte tussen je hoofd en de muur is de juist dikte).
    - ervoor dat je dekbed (dekens) en lakens niet te zwaar zijn.

- **Regels voor slapen**
  - Ga op een vaste tijd naar bed en uit bed. Om uw slaappatroon te verbeteren moet u allereerst weer een ritme opbouwen. U doet dit door op vaste tijden naar bed te gaan en op vaste tijden op te staan.
    - Deze tijden stelt u als volgt vast: u kiest zelf een tijd om op te staan. Daarna berekent u het gemiddelde aantal uren slaap per nacht dat u de afgelopen tien dagen had (deze staan in uw dagboek). Dit gemiddelde aantal uren slaap wordt deze week het totaal aantal uren dat u in bed mag doorbrengen, en zo kunt u nu dus uitrekenen hoe laat u naar bed moet. Stel dat u om 7 uur op moet staan en de afgelopen tien dagen gemiddeld 6 uur sliep. Dan is het dus de bedoeling dat u de komende week om 1 uur 's nachts naar bed gaat. Het is heel goed mogelijk dat u het totaal aantal uren dat u in bed mag doorbrengen eigenlijk te weinig vindt. Toch raden wij u aan om te proberen aan dit aantal uren vast te houden. Op deze manier bouwt u een vast ritme op en vergroot dit de kans dat u die uren die u in bed doorbrengt, ook daadwerkelijk slaapt. Door korter te slapen, bouwt u als het ware een slaapschuld op. Dit maakt het makkelijker om de volgende nacht in slaap te vallen. Als u goede, regelmatige nachten heeft, kunt u vervolgens het aantal uur gaan uitbreiden.
  - Ga alleen naar bed als u slaperig bent. Slaperigheid is een signaal van uw lichaam dat het tijd is om naar bed te gaan. U merkt het aan gapen, jeukende of brandende ogen, of een algeheel gebrek aan energie. U gaat de komende week dus pas naar bed als u zich slaperig voelt. Maar niet vóór uw voorgenomen tijd om naar bed te gaan. Stel dat u zich had voorgenomen om om 1 uur naar bed te gaan, en u voelt zich om 11 uur al slaperig; dan blijft u toch op tot 1 uur! (Slaperigheid is overigens niet hetzelfde als zich moe voelen. U weet waarschijnlijk als geen ander dat u zich moe kunt voelen maar toch heel onrustig en wakker kan zijn. Dat is dus niet het signaal om naar bed te gaan.)
  - Sta op als u niet kunt slapen. Kunt u niet in slaap komen? Dan kunt u het beste uit bed gaan. Doe dit als u schat dat u ongeveer 15 tot 30 minuten wakker heeft gelegen. Doe iets wat u prettig vindt en wat niet inspannend is. Bijvoorbeeld een boek lezen of een puz-

zel oplossen. U gaat pas weer naar bed als u zich slaperig voelt. Kunt u dan toch nog niet slapen, ga dan opnieuw uw bed uit.
- Kijk niet op klok of wekker. Het is de bedoeling dat u 's nachts niet op de klok of wekker kijkt. Daar wordt u alleen maar onrustiger van. U gaat er in ieder geval niet beter van slapen! Dus ook voor het inschatten van de tijd dat u wakker ligt, hoeft u niet op de klok te kijken. Het gaat om een schatting.
- Doe geen dutjes overdag, die maken dat u later op de avond pas slaperig wordt.
- In de weekenden en andere vrije dagen mag u maximaal 1 uur uitslapen, na uw vaste tijd van opstaan.
- Activeer uw biologische klok bij het opstaan door flink te bewegen in de buitenlucht, bijvoorbeeld de hond uitlaten, op de fiets naar het werk enzovoort. Kijk 's morgens bewust in het daglicht. Dit zorgt voor het resetten van de biologische klok, waardoor het dag/nachtritme verbetert en daarmee de slaap.
- Eet 's avonds niet te laat (tot maximaal 2 uur voor het slapengaan) en niet te zwaar.
- Gebruik je bed alleen om te slapen of te vrijen, dus geen boeken lezen of tv-kijken.
- Ga pas naar bed als je slaap hebt maar neem van te voren wel tijd om tot rust te komen: opslomen!

Opslomen
We hebben helaas geen knop die we uit kunnen zetten zodra we naar bed gaan. Neem dus de tijd om tot rust te komen. Dit betekent minimaal een half uur voor het slapen gaan bewust ontspannen. Geen spannende tv-programma's vlak voor het slapen, geen problemen bespreken en geen intensieve activiteiten zoals werken, sporten, telefoneren, achter de computer zitten of een thriller lezen. Verder mag alles wat ontspant.

Als je merkt dat je met tegenzin naar bed gaat, kan de volgende tip van pas komen. Gedrag dat gevolgd wordt door een beloning, wordt door deze beloning 'versterkt'. Met andere woorden, door bij het naar bed gaan aan leuke dingen te denken zorg je ervoor dat het naar bed gaan aangenamer wordt. Neem elke avond het laatste (half) uur voor het slapen de tijd om je dag af te bouwen en denk bewust aan iets leuks als je naar bed gaat. Lukt het niet om te stoppen met piekeren, doe dan de volgende oefening.

Piekeroefening
- Maak elke dag of avond (niet te laat!) 15 minuten vrij om te piekeren.
- Ga zitten met pen en papier en loop de dag nog eens door.
- Maak een 'nog-te-doen'-lijstje en schrijf op wat er nog moet gebeuren.
- Gebruik dit kwartier om het gevoel te krijgen dat u overzicht heeft en doe daarna het schrift dicht.
- Leg uw pen en papier op uw nachtkastje. U kunt dan nieuwe gedachten gelijk opschrijven om er de volgende dag mee aan de slag te gaan. Ga niet opnieuw piekeren, maar stel het uit tot het volgende piekerkwartiertje.
- Herhaal dit elke dag.

23 Werkblad waarden

(Dit werkblad kunt u downloaden via ▶ http://extras.springer.com of ▶ http://www.binnendelijnen.nu/boek/werkbladen.)

Wat is voor u persoonlijk het meest van belang in het leven? Hieronder staan 30 persoonlijk waarden gedefinieerd. Loop de lijst aandachtig en vink die waarden aan die u voor uzelf belangrijk vindt. Kies ook een top 3.

☐ plezier	☐ ondernemingszin
☐ orde	☐ stimulatie
☐ spiritualiteit	☐ verbondenheid
☐ vriendschap	☐ zeggenschap
☐ schoonheid	☐ religie
☐ gezondheid	☐ een comfortabel leven
☐ competitie	☐ innerlijke groei
☐ betere leefwereld	☐ zelfrespect
☐ veiligheid	☐ geluk
☐ levensdoel	☐ autonomie
☐ familie	☐ geld
☐ rechtvaardigheid	☐ sociale erkenning
☐ verantwoordelijkheid	☐ goed doen
☐ respect	☐ teamgeest
☐ uiterlijk	☐ nieuwsgierigheid

- **Top 3**

1. _____
2. _____
3. _____

Wat nog ontbreekt, maar wel belangrijk voor mij is:
_____
_____

24 Werkblad inventarisatie slaapproblemen

(Dit werkblad kunt u downloaden via ► http://extras.springer.com of ► http://www.binnendelijnen.nu/boek/werkbladen.)

- Hoelang heeft u al last van een slaapprobleem en hoe is het verloop?
- Werkt u onregelmatig of heeft u een jetlag?
- Hoeveel uur slaapt u per 24 uur wanneer u alle slaap optelt?
- Gebruikt u medicatie of heeft u een ziekte die te maken kan hebben met het slechte(re) slapen?
- Gebruikt u middelen (alcohol, drugs, medicatie ed.) om in slaap te komen?
- Wat zijn de gevolgen van de slaapproblemen op het gebied van gedrag, emoties, werk en relaties?
- Wat zijn de oorzaken volgens u van het probleem?
- Wat heeft u allemaal al gedaan om het probleem te verhelpen? En wat werkte hiervan?

25 Werkblad facts & figures over slapen

(Dit werkblad kunt u downloaden via ▶ http://extras.springer.com of ▶ http://www.binnendelijnen.nu/boek/werkbladen.)

- **Hoe vaak komen slaapproblemen voor?**

U bent niet de enige die slecht slaapt. Uit onderzoek blijkt dat ongeveer 95 % van alle mensen wel eens een periode van slapeloosheid heeft. Ongeveer een derde van de mensen ervaart slapeloosheid als een probleem. Zo'n 10 % geeft aan dat die problemen zo ernstig zijn dat hun dagelijkse bezigheden eronder lijden. Bij ouderen boven de 65 jaar is dit percentage zelfs 20 %.

- **Wat is normale slaap?**

Een normale slaap bestaat uit vijf verschillende fasen: fase 1 is de overgang van waken naar slaap. In deze fase slaapt u heel licht en wordt u gemakkelijk wakker van bijvoorbeeld een geluid. In de volgende drie fasen wordt de slaap steeds dieper en wordt u ook steeds minder gemakkelijk wakker. De laatste fase van de slaap wordt REM-slaap genoemd. Dit is de fase waarin u droomt. REM staat voor Rapid Eye Movement. In deze fase bewegen uw ogen (achter uw dichte oogleden) snel heen en weer. De rest van uw lichaam is echter volledig ontspannen. Deze REM-fase komt bij iedereen voor, zelfs als u zich dat niet kunt herinneren.

Normaliter doorloopt een mens fase 1 tot en met fase 5 in zo'n anderhalf tot twee uur. Tijdens een normale nacht komen ze dus gemiddeld 4 à 5 keer voor. De diepe fasen van slaap komen vooral voor aan het begin van de nacht. Tegen de ochtend wordt de slaap weer steeds lichter.

- **Wat maakt dat we slapen?**

Waarom slaapt een mens eigenlijk? Slaap zorgt voor herstel, het bevordert functies van onze hersenen, zoals ons geheugen en leervermogen. Maar toch staat de exacte functie van slaap niet vast. Het is wel duidelijk dat te weinig slaap allerlei vervelende effecten met zich mee kan brengen, zowel geestelijk als lichamelijk.

- **De biologische klok**

We voeren onze activiteiten uit overdag, slapen 's nachts en reserveren de avond voor ontspanning. Dit natuurlijk slaap/waakritme wordt geregeld door onze biologische klok, een kleine zenuwkern midden in onze hersenen. De biologische klok staat in directe verbinding met onze oogzenuwen en ontvangt door middel van lichtintensiteit en lichtinval op de ogen informatie over onze dag/nachtcyclus. Daarom is het vaak moeilijker om vroeg op te staan als het nog donker is (in de winter) dan wanneer het al licht is (in de zomer).

Deze interne klok geeft vele lichaamsfuncties een 24-uurs ritme, zoals lichaamstemperatuur, hartslag, melatonine- en cortisoluitscheiding. Deze ritmes zorgen ervoor dat je je op het ene moment slaperig of juist alert voelt. Door middel van dit tijdsmechanisme kunnen we ons voorbereiden op toekomstige gebeurtenissen. Een goed voorbeeld hiervan is te zien bij het hormoon cortisol. In het ritme van cortisol is te zien dat de uitscheiding enkele uren vóór het ontwaken toeneemt, als voorbereiding op het wakker worden. Het lichaam bereidt zich voor op de aankomende gebeurtenissen, waarvoor veel energie moet worden vrijgemaakt.

We kunnen ons gelukkig aanpassen aan verschuivingen van de dag/nachtcyclus. Denk hierbij aan reizen door verschillende tijdszones, waarbij we onze interne klok moeten 'verzetten'. De biologische klok is echter niet flexibel. Over het algemeen heeft je lichaam voor 1 tijdszone (1 uur verschuiving van je klok), één dag nodig om zich volledig aan te passen. Iemand die naar Tokyo reist (7 tijdszones) heeft dan ook een week nodig om zich helemaal aan te passen. De lichamelijke symptomen behorende bij deze aanpassing, zoals slaapproblemen en maag/darmklachten, worden ook wel een jetlag genoemd. Een andere veelvoorkomende verschuiving van de biologische klok ontstaat door werken op onregelmatige tijden (ploegendienst), met name nachtdiensten. Veel ploegendienstwerkers vertonen klachten of aanpassingsproblemen die vergelijkbaar zijn met jetlag.

De biologische klok is niet bij iedereen hetzelfde afgesteld. Zo heb je ochtendmensen en avondmensen. Ochtendmensen gaan vroeg naar bed en zijn in de ochtenden het meest productief. Avondmensen zijn juist 's avonds actief en gaan graag laat naar bed.

- **Hoeveel slaap heeft een mens nodig?**

Hoeveel slaap een mens nodig heeft, verschilt per persoon. De ene mens heeft voldoende aan 4 uur slaap, terwijl de ander 9 uur nodig heeft om zich fit en uitgerust te voelen. Hoeveel slaap u nodig heeft, verandert ook met de leeftijd. Baby's slapen een groot deel van de dag, terwijl oudere volwassenen meestal niet meer dan zo'n 6 uur slaap per nacht nodig hebben. Ook de kwaliteit van de slaap verandert met de leeftijd. Naarmate we ouder worden, nemen de diepere fasen van slaap af en de lichtere fasen toe. Doordat ouderen minder slapen, en minder diep slapen, hebben zij relatief vaak slaapproblemen.

- **Wat zijn de oorzaken van slecht slapen?**

Wanneer mensen slechter slapen dan voorheen, worden ze vermoeider. En wanneer u vermoeid bent, kunt u eigenlijk alles in het leven minder goed aan. U kent vast ook wel verhalen van mensen die al heel erg lang last hebben van slecht slapen en die daardoor in de problemen zijn geraakt. Ik kan me goed voorstellen dat u zich hierover zorgen maakt, en misschien tijdens het wakker liggen hier ook over piekert. Daar wordt u natuurlijk niet meer ontspannen van, integendeel: de meeste mensen worden daar heel gespannen van! En die spanning moet eruit, en dat maakt dat mensen lang blijven zappen, of alcohol gaan drinken, of oeverloos achter de computer blijven hangen. En hoe logisch dat ook lijkt, u gaat daar niet beter van slapen! Dit vormt een vicieuze cirkel en schematisch ziet dat er uit zoals in de afgebeelde figuur.

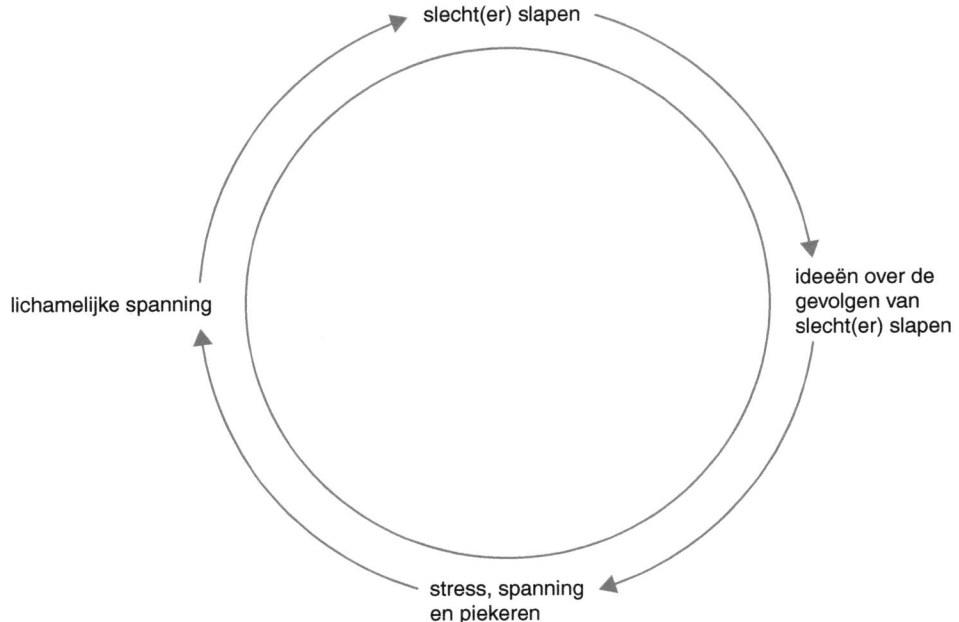

Rationale slaapproblemen.

26 Werkblad slaapdagboek

(Dit werkblad kunt u downloaden via ▶ http://extras.springer.com of ▶ http://www.binnendelijnen.nu/boek/werkbladen.)

naam		datum dag 1:	datum dag 2:	datum dag 3:	datum dag 4:	datum dag 5:	datum dag 6:	datum dag 7:
's morgens invullen	tijd van naar bed gaan							
	tijd voor inslapen							
	hoe vaak/hoe lang wakker							
	waaraan dacht u?							
	wat ging u doen?							
	tijd van opstaan							
	totale slaapduur							
's avonds invullen	aantal/duur dutjes overdag							
	bezigheden/omstandigheden							
	gedachten/zorgen							
	cafeïne/koffie/thee							
	alcohol/nicotine/drugs							
	vermoeidheid (0–10)							
	prikkelbaarheid (0–10)							

27 Werkblad gedachten over slaap

(Dit werkblad kunt u downloaden via ▶ http://extras.springer.com of ▶ http://www.binnendelijnen.nu/boek/werkbladen.)

Als ik 's nachts niet 8 uur slaap, kan ik:
- overdag mijn werk niet goed doen;
- me niet concentreren;
- minder goed onthouden;
- minder veilig autorijden;
- 's avonds niet naar feestjes of naar de film of iets dergelijks;
- mijn goede humeur niet bewaren;
- iets anders, nl. …

Als ik 's nachts niet 8 uur slaap, word ik:
- wanhopig omdat het de zoveelste keer is dat ik slecht slaap;
- bang dat het nooit meer overgaat;
- bang dat ik gek word;
- sloom en blijf ik in bed overdag;
- boos omdat ik niet kan doen wat ik wil;
- eenzaam omdat ik veel minder kan dan anderen;
- lelijker;
- geïrriteerd tegen mijn partner en kinderen;
- negatief over mezelf;
- ziek;
- nog anders, nl. …

Ik heb een slaapprobleem, omdat ik:
- nu eenmaal een 'nachtdier' ben en altijd zal blijven;
- mijn gedachten alsmaar doorgaan;
- niet genoeg 'stofjes' aanmaak die nodig zijn om te slapen;
- geen controle heb over slapen;
- vastzit in de vicieuze cirkel;
- ouder ben geworden;
- nog anders, nl. …

28 Werkblad alternatieve gedachten over slaap

(Dit werkblad kunt u downloaden via ▶ http://extras.springer.com of ▶ http://www.binnendelijnen.nu/boek/werkbladen.)

Als ik 's nachts niet 8 uur slaap, kan ik:
- mijn werk net zo goed doen als normaal alleen heb ik een vermoeid gevoel;
- me misschien minder goed concentreren, maar dat heb ik ook wel eens als ik goed slaap;
- misschien minder goed onthouden, maar dat heb ik ook wel eens als ik goed slaap;
- misschien minder veilig auto rijden, maar dat heb ik ook wel eens als ik goed slaap;
- naar feestjes of naar de film 's avonds, want ontspanning is belangrijk voor mijn welzijn;
- misschien niet steeds mijn goede humeur bewaren, maar dat heb ik ook wel eens als ik goed slaap;
- nog anders, nl. …

Als ik 's nachts niet 8 uur slaap:
- word ik snel somber en ben ik minder vrolijk, maar:
  - heeft dat geen consequenties voor mijn gezondheid;
  - heeft dat geen consequenties voor mijn psychische gezondheid.
- kan ik me i.p.v. 100 % voor 80 % inzetten en dat is ook genoeg;
- is het belangrijk dat ik doe wat ik gepland heb;
- heb ik misschien een beetje wallen onder m'n ogen, maar die zijn een dag later weer weg;
- hecht ik te veel waarde aan mijn negatieve gedachten en kan ik ook iets gezelligs gaan doen met mijn partner en kinderen;
- nog anders, nl. …

Ik heb geen slaapprobleem omdat ik:
- misschien wel een avondmens ben, maar met wat kleine aanpassingen in het slaapritme ik 's nachts wel genoeg kan slapen;
- de 'piekerstop' kan gaan oefenen;
- om meerdere redenen in een vicieuze cirkel terecht ben gekomen, en dat pak ik nu aan en zo kom ik daar weer uit;
- door middel van het aanpakken van meerdere oorzaken weer meer controle over mijn slaapgedrag krijg;
- nu weet dat veel oudere mensen meestal wat lichter slapen en dit is geen slaapprobleem;
- nog anders, nl. …

29 Werkblad regels voor slaap en de slaapkamer

(Dit werkblad kunt u downloaden via ▶ http://extras.springer.com of ▶ http://www.binnendelijnen.nu/boek/werkbladen.)

- **Regels voor de slaapkamer**
  - Eén uur voor het slapen: geen tv, laptop, iPad, telefoon of andere beeldschermen omdat de lichtinval op de ogen de biologische klok kan verstoren.
  - Zorg:
    - voor een neutrale inrichting (bijvoorbeeld geen foto's die heftige emoties oproepen).
    - voor voldoende ventilatie; niet warm en niet te koel.
    - voor voldoende verduistering.
    - voor een rustige omgeving of gebruik oordoppen.
    - voor een flink bed (als je een partner hebt zijn twee aparte matrassen prettig).
    - voor een goede matrasmaat: 20 cm. langer dan je eigen lengte en 40 cm. breder dan jezelf; de dikte en stevigheid zijn afhankelijk van gewicht en lichaamsvorm;
    - de juiste dikte van het kussen (ga zijdelings tegen de muur staan; de ruimte tussen je hoofd en de muur is de juist dikte).
    - ervoor dat je dekbed (dekens) en lakens niet te zwaar zijn.

- **Regels voor slapen**
  - Ga op een vaste tijd naar bed en uit bed. Om uw slaappatroon te verbeteren moet u allereerst weer een ritme opbouwen. U doet dit door op vaste tijden naar bed te gaan en op vaste tijden op te staan.
    - Deze tijden stelt u als volgt vast: u kiest zelf een tijd om op te staan. Daarna berekent u het gemiddelde aantal uren slaap per nacht dat u de afgelopen tien dagen had (deze staan in uw dagboek). Dit gemiddelde aantal uren slaap wordt deze week het totaal aantal uren dat u in bed mag doorbrengen, en zo kunt u nu dus uitrekenen hoe laat u naar bed moet. Stel dat u om 7 uur op moet staan en de afgelopen tien dagen gemiddeld 6 uur sliep. Dan is het dus de bedoeling dat u de komende week om 1 uur 's nachts naar bed gaat. Het is heel goed mogelijk dat u het totaal aantal uren dat u in bed mag doorbrengen eigenlijk te weinig vindt. Toch raden wij u aan om te proberen aan dit aantal uren vast te houden. Op deze manier bouwt u een vast ritme op en vergroot dit de kans dat u die uren die u in bed doorbrengt, ook daadwerkelijk slaapt. Door korter te slapen, bouwt u als het ware een slaapschuld op. Dit maakt het makkelijker om de volgende nacht in slaap te vallen. Als u goede, regelmatige nachten heeft, kunt u vervolgens het aantal uur gaan uitbreiden.
  - Ga alleen naar bed als u slaperig bent. Slaperigheid is een signaal van uw lichaam dat het tijd is om naar bed te gaan. U merkt het aan gapen, jeukende of brandende ogen, of een algeheel gebrek aan energie. U gaat de komende week dus pas naar bed als u zich slaperig voelt. Maar niet vóór uw voorgenomen tijd om naar bed te gaan. Stel dat u zich had voorgenomen om om 1 uur naar bed te gaan, en u voelt zich om 11 uur al slaperig; dan blijft u toch op tot 1 uur! (Slaperigheid is overigens niet hetzelfde als zich moe voelen. U weet waarschijnlijk als geen ander dat u zich moe kunt voelen maar toch heel onrustig en wakker kan zijn. Dat is dus niet het signaal om naar bed te gaan.)
  - Sta op als u niet kunt slapen. Kunt u niet in slaap komen? Dan kunt u het beste uit bed gaan. Doe dit als u schat dat u ongeveer 15 tot 30 minuten wakker heeft gelegen. Doe iets wat u prettig vindt en wat niet inspannend is. Bijvoorbeeld een boek lezen of een puz-

zel oplossen. U gaat pas weer naar bed als u zich slaperig voelt. Kunt u dan toch nog niet slapen, ga dan opnieuw uw bed uit.
- Kijk niet op klok of wekker. Het is de bedoeling dat u 's nachts niet op de klok of wekker kijkt. Daar wordt u alleen maar onrustiger van. U gaat er in ieder geval niet beter van slapen! Dus ook voor het inschatten van de tijd dat u wakker ligt, hoeft u niet op de klok te kijken. Het gaat om een schatting.
- Doe geen dutjes overdag, die maken dat u later op de avond pas slaperig wordt.
- In de weekenden en andere vrije dagen mag u maximaal 1 uur uitslapen, na uw vaste tijd van opstaan.
- Activeer uw biologische klok bij het opstaan door flink te bewegen in de buitenlucht, bijvoorbeeld de hond uitlaten, op de fiets naar het werk enzovoort. Kijk 's morgens bewust in het daglicht. Dit zorgt voor het resetten van de biologische klok, waardoor het dag/nachtritme verbetert en daarmee de slaap.
- Eet 's avonds niet te laat (tot maximaal 2 uur voor het slapengaan) en niet te zwaar.
- Gebruik je bed alleen om te slapen of te vrijen, dus geen boeken lezen of tv-kijken.
- Ga pas naar bed als je slaap hebt maar neem van te voren wel tijd om tot rust te komen: opslomen!

Opslomen
We hebben helaas geen knop die we uit kunnen zetten zodra we naar bed gaan. Neem dus de tijd om tot rust te komen. Dit betekent minimaal een half uur voor het slapen gaan bewust ontspannen. Geen spannende tv-programma's vlak voor het slapen, geen problemen bespreken en geen intensieve activiteiten zoals werken, sporten, telefoneren, achter de computer zitten of een thriller lezen. Verder mag alles wat ontspant.

Als je merkt dat je met tegenzin naar bed gaat, kan de volgende tip van pas komen. Gedrag dat gevolgd wordt door een beloning, wordt door deze beloning 'versterkt'. Met andere woorden, door bij het naar bed gaan aan leuke dingen te denken zorg je ervoor dat het naar bed gaan aangenamer wordt. Neem elke avond het laatste (half) uur voor het slapen de tijd om je dag af te bouwen en denk bewust aan iets leuks als je naar bed gaat. Lukt het niet om te stoppen met piekeren, doe dan de volgende oefening.

Piekeroefening
- Maak elke dag of avond (niet te laat!) 15 minuten vrij om te piekeren.
- Ga zitten met pen en papier en loop de dag nog eens door.
- Maak een 'nog-te-doen'-lijstje en schrijf op wat er nog moet gebeuren.
- Gebruik dit kwartier om het gevoel te krijgen dat u overzicht heeft en doe daarna het schrift dicht.
- Leg uw pen en papier op uw nachtkastje. U kunt dan nieuwe gedachten gelijk opschrijven om er de volgende dag mee aan de slag te gaan. Ga niet opnieuw piekeren, maar stel het uit tot het volgende piekerkwartiertje.
- Herhaal dit elke dag.

30 Werkblad ontspanningsoefening 1

(Dit werkblad kunt u downloaden via ▶ http://extras.springer.com of ▶ http://www.binnendelijnen.nu/boek/werkbladen.)

Ontspanningsoefening: algemene instructie

Bij deze ontspanningsoefening gaat het erom het gevoel van spanning te leren herkennen. Bij de oefening wordt telkens één spiergroep aangespannen en daarna weer ontspannen. Span en ontspan uw spieren geleidelijk. Het is de bedoeling dat u zich concentreert op het gevoel dat bij de spanning van de bewuste spiergroep hoort. Als u die spiergroep vervolgens weer loslaat, concentreert u zich op het gevoel van ontspanning dat in die spiergroep ontstaat. Zo'n gevoel is voor iedereen anders; soms lijkt het alsof die spieren wat zwaarder aanvoelen en soms alsof ze wat warmer zijn. Schat de seconden door rustig te tellen (eenentwintig, tweeëntwintig enzovoort). U kunt bij deze oefening zitten of liggen, en u kunt het doen door de onderstaande instructie te lezen of via internet de instructie te downloaden en af te spelen. Tijdens de oefening mag u de ogen sluiten, maar dat hoeft niet. Kijk dan naar één punt op de muur. Trek kleren aan die niet knellen en misschien vindt u het fijn uw schoenen uit de doen. Wanneer u de oefening doet, kunt er ook een rustig muziekje bij op zetten.

- **De ontspanningsoefening**
- Begin met uw linkerbeen. Strek dit naar voren en span de spieren goed aan. Concentreer u op het gevoel van spanning. Houd die spanning 10 tellen vast, en laat die spieren dan los. Let op het verschil tussen spanning en ontspanning.
- Concentreer u vervolgens op uw rechterbeen. Let op het verschil dat u voelt tussen de spieren van uw rechter- en linkerbeen. Span en ontspan vervolgens de spieren van uw rechterbeen 10 seconden lang, zoals u dat net ook met uw linkerbeen hebt gedaan.
- Concentreer u op uw linkerarm. Bal uw hand tot een vuist en strek uw arm voor u uit. Span de spieren van uw hand en arm goed aan. Let op het gevoel van spanning in uw linkerarm. Laat na 10 seconden de spieren los en let op het verschil tussen spanning en ontspanning.
- Concentreer u vervolgens op uw rechterarm. Let op het verschil dat u voelt tussen de spieren van uw rechter- en linkerarm. Span en ontspan vervolgens de spieren van uw rechterarm, zoals u dat net ook met uw linkerarm hebt gedaan.
- Herhaal deze oefening nog een keer vanaf het begin.

(Deze oefening kunt u gratis downloaden van: ▶ https://www.ggzdrenthe.nl/ontspanningsoefeningen/ of: ▶ http://www.youtube.com/watch?v=q1ltMareZPU.)

31 Werkblad wat doet alcohol?

(Dit werkblad kunt u downloaden via ▶ http://extras.springer.com of ▶ http://www.binnendelijnen.nu/boek/werkbladen.)

> **Verantwoord alcoholgebruik**
>
> Het advies van de Gezondheidsraad (2006) voor verantwoord alcoholgebruik is:
> - Voor mannen: 2 glazen per dag, waarbij je twee dagen per week niet drinkt.
> - Voor vrouwen: 1 glas per dag, waarbij je twee dagen per week niet drinkt.

Omdat het percentage alcohol in dranken verschilt, wordt gebruikgemaakt van standaardglazen. Een standaardglas wijn van 12% bevat dezelfde hoeveelheid alcohol als een standaardglas bier van 5% of standaardglas sterke drank van 35%. Ieder standaardglas bevat ongeveer 10 gram pure alcohol.

Alcoholgebruik, óók wanneer het verantwoord is, kan verschillende klachten geven, hieronder staan de meest voorkomende genoemd.

Veel mensen gebruiken een borreltje om in slaap te komen. Het helpt vaak om in te slapen, maar geeft een lichte en onrustige slaap. U wordt vaker 's nachts wakker en voelt zich niet uitgerust in de ochtend. Bovendien werken verwerkingsprocessen die zich gedurende de slaap afspelen minder goed door de onrustige slaap.

Heeft u de vorige avond veel alcohol gedronken? Dan heeft u een grote kans op een kater en hoofdpijn. Alcohol stimuleert de nieren om extra vocht af te scheiden. U verliest meer vocht dan u binnen krijgt. Dit extra vocht wordt aan plekken in het lichaam onttrokken, zoals de hersenen, die het eigenlijk niet kunnen missen. De hersenen krijgen te kampen met een vochttekort en worden veel gevoeliger voor impulsen, zoals beweging, fel licht, harde geluiden enzovoort.

De lever zorgt voor de afbraak van alcohol, maar vormt daarbij ook een giftige stof (acetaldehyde). Deze stof moet ook door het lichaam afgebroken worden. Het vochttekort en de acetaldehyde zorgen ervoor dat je hoofdpijn krijgt en misselijk wordt. Daarnaast ontstaan er bij de bereiding van alcohol kleine hoeveelheden giftige stoffen, die veel langzamer worden afgebroken dan alcohol. De effecten van deze giftige stoffen zorgen vaak voor het katergevoel.

Alcohol heeft effect op uw emoties. Het zorgt ervoor dat emoties niet zo goed worden gevoeld. Sombere gevoelens verdwijnen enigszins naar de achtergrond. Maar het effect is kort: zodra de alcohol is uitgewerkt komen de sombere en vervelende gevoelens weer terug.

Alcohol kan ook juist depressieve gevoelens veroorzaken. Bij de meeste mensen verdwijnen de depressieve gevoelens een aantal weken nadat men is gestopt men drinken. Als je niet drinkt, is het gemakkelijker om gevoelens te relativeren en negatieve gedachten bij te stellen.

Wanneer u langdurig stress ervaart en drinkt om te ontspannen of om problemen te vergeten, dan is de kans groot dat u steeds meer gaat drinken. Het drinken wordt een gewoonte. U heeft steeds meer alcohol nodig om hetzelfde effect te bereiken.

Alcohol onderdrukt tijdelijk angstige gevoelens. Als de eerste effecten zijn uitgewerkt zal alcohol angstige gevoelens versterken. Uiteindelijk zult u merken dat u steeds meer alcohol nodig hebt om het gewenste effect te bereiken. Op deze manier kan er een vicieuze cirkel van angst en drinken ontstaan.

Bij mannen vermindert bij langdurig alcoholgebruik het verlangen naar seks. Ook krijgen zij meer moeite met erectie en ejaculatie. Ook bij vrouwen vermindert de behoefte aan seks. De intensiteit van het orgasme neemt af of wordt geblokkeerd.

(Met dank aan ▶ www.alcoholenik.nl.)

32 Werkblad tips bij het minderen

(Dit werkblad kunt u downloaden via ▶ http://extras.springer.com of ▶ http://www.binnendelijnen.nu/boek/werkbladen.)

Tips bij het minderen zijn:
- Zorg dat u geen alcohol in huis heeft, of alleen de hoeveelheid die u per dag mag drinken. Zorg dat u wel een voorraad niet-alcoholische drank in huis heeft die u lekker vindt, bijvoorbeeld vruchtensap of een lekkere thee.
- Wanneer u voor het eerst een paar dagen veel minder heeft gedronken, dan kan het zijn dat u in het weekend of op een feestje meer wilt drinken. Spreek daarom van tevoren af met uzelf en de mensen om u heen hoeveel glazen u maximaal mag drinken.
- Stel het moment dat u het eerste glas alcohol drinkt van de dag zo lang mogelijk uit.
- Doe lang over een glas alcohol.
- Neem na een glas alcohol een glas water of een ander lekker drankje zonder alcohol.
- Zorg dat u alvast weet wat u wilt zeggen als iemand u een glas alcohol wil geven. Bijvoorbeeld: 'Nee dank je, ik ben aan het minderen.' Of zeg dat u nog moet rijden.
- Spreek af met de mensen om u heen, dat zij u waarschuwen wanneer u het afgesproken aantal glazen alcohol op heeft.
- Als u zich een keer niet aan uw plan heeft gehouden, bedenk dan in welke situatie het gebeurde. Bedenk wat u de volgende keer in die situatie anders kunt doen en schrijf dit op.
- Zoek steun bij de mensen om u heen
- Zoek mensen in uw omgeving die ook van plan zijn minder alcohol te gaan drinken. Dan kunt u elkaar aanmoedigen.
- Als u gewend was veel te drinken, dan krijgt u nog vaak momenten dat u naar alcohol verlangt. Dat verlangen duurt meestal maar een halfuur. Bedenk alvast wat u op zulke momenten kunt doen om dat halfuur door te komen. Het gaat erom dat u afleiding zoekt. U kunt bijvoorbeeld:
    - 10 keer rustig in- en uitademen;
    - 10 kniebuigingen doen of 5 keer de trap op en af lopen;
    - even naar buiten lopen, wandelen of fietsen;
    - een pot thee zetten of iets fris inschenken;
    - de krant of een tijdschrift lezen;
    - naar muziek luisteren;
    - iemand bellen of een mail schrijven.

33 Werkblad registratie gedachten en glazen

(Dit werkblad kunt u downloaden via ► http://extras.springer.com of ► http://www.binnendelijnen.nu/boek/werkbladen.)

dag	datum: begin-/ eindtijd	waar/wie/situatie	gedachte	gevoel/stemming	aantal glazen
voorbeeld					
maandag					
dinsdag					
woensdag					
donderdag					
vrijdag					
zaterdag					
zondag					

34   Werkblad trek

(Dit werkblad kunt u downloaden via ► http://extras.springer.com of ► http://www.binnendelijnen.nu/boek/werkbladen.)

Mensen die minderen of stoppen met alcohol drinken krijgen te maken met gevoelens van 'trek' of craving. Trek is overweldigende behoefte om de positieve effecten van alcohol te ervaren. Dit gevoel ontstaat doordat uw lichaam zich voor gaat bereiden op alcohol in situaties waarin u meestal drinkt. Of wanneer u op een andere manier aan het drinken van alcohol wordt herinnerd.

Uitleg trek

Een goed voorbeeld om dit te uit te leggen is 'het hondje van Pavlov'. Pavlov was een onderzoeker die keek naar het gedrag van dieren ten einde het gedrag van mensen beter te begrijpen.

Zijn hondje begon te kwijlen wanneer hij een bak met voer kreeg. Het lichaam van de hond bereidde zich op die manier voor op het verwerken van voedsel. Pavlov liet een bel klinken telkens wanneer het hondje voer kreeg. Na een tijdje was de hond zover dat hij al begon te kwijlen als hij alleen al de bel hoorde. Het lichaam maakte zich klaar om het voedsel te verwerken, terwijl er in feite alleen maar een bel ging.

Bij mensen werkt dit ook zo. Het lichaam bereidt zich voor op de komst van alcohol als reactie op bepaalde prikkels. Het gevoel dat dan ontstaat, noemen we trek. Deze prikkels kunnen heel divers zijn: de geur van alcohol, een bepaalde plek of situatie of de trek kan gekoppeld zijn aan een bepaald gevoel.

Trek ervaren duurt meestal maar kort, maar de gedachten eraan kunnen wel steeds terugkeren. Deze gedachten gaan dan over de behoefte aan alcohol, bijvoorbeeld: 'ik zou wel een biertje lusten' of '1 wijntje kan toch ook geen kwaad en dan voel ik me wel een stuk beter!'. Het is belangrijk om deze gedachten en het gevoel van trek zo snel mogelijk te leren herkennen, omdat deze gedachten en het gevoel van trek in de beginfase het gemakkelijkst af te leiden zijn. Beide worden opgeroepen door concrete situaties of ervaringen, bijvoorbeeld als je iemand ziet drinken, of wanneer je in je favoriete café zit, of in een situatie bent waarin je meestal alcohol drinkt.

Het herkennen en omgaan met trek is dus een belangrijk deel van het leren om te stoppen of minderen met drinken. Vink hieronder aan welke situaties of gebeurtenissen bij u een gevoel van trek oproepen en beschrijf er zelf nog een paar extra:

- in een café zijn;
- telefoneren;
- stress ervaren;
- verdrietig zijn;
- boos zijn;
- roken;
- moe zijn;
- haast hebben;
- ruzie hebben;
- als het avond is;
- als het weekend is;
- wanneer het diner opgediend wordt;
- saai werk moeten doen;
- over emoties praten;
- vreemden aan moeten spreken;
- naar een feestje gaan;
- op vakantie zijn;
- op een terras zitten;
- _____
- _____
- _____

35 Werkblad ontspanningsoefening 2

(Dit werkblad kunt u downloaden via ▶ http://extras.springer.com of ▶ http://www.binnendelijnen.nu/boek/werkbladen.)

- **Tips vooraf**

Neem de tijd en de ruimte:
- Kies voor de oefening een rustig moment van de dag uit. Een moment waarop u niet door anderen gestoord wordt en waarop u niet afgeleid wordt. Dus niet als u ergens naartoe moet of u eigenlijk geen tijd heeft.
- Oefenen met een volle maag is af te raden.
- Zoek een rustige en prettige plek. Als u de oefening beter onder de knie heeft, kunt u de oefeningen ook op andere momenten of in minder rustige situaties doen.

- **Ontspannen door adem te halen**
- Mensen zijn geneigd om als ze druk of gespannen zijn steeds hoger te gaan ademhalen. Dus niet lekker onderin de buik, maar hoog in de borst. Dat is een oppervlakkige, snelle en onrustige ademhaling. Waar ademt u op dit moment?
- U kunt spanning in uw lijf heel goed laten afvloeien door bewust terug te gaan naar een diepe buikademhaling. Dat voelt veel lekkerder en gaat als volgt:
    - Haal diep adem door de neus. Doe dit zonder inspanning: trek uw schouders niet op en zet uw borst niet uit. Let er daarbij op dat uw buik uitzet bij de inademing. Dit kunt u makkelijker voelen wanneer u uw handen op uw buik legt.
    - Adem langzaam, hoorbaar, uit via uw lippen. Daarbij trekt u uw buik in.
    - Herhaal dit een paar keer, en maak de inademing en uitademing zo soepel dat het één eindeloze instroom en uitstroom van lucht lijkt.
    - Misschien lukt het niet direct om helemaal naar onderin uw buik te gaan. Doe het dan beetje bij beetje. Leg uw handen steeds verder naar beneden en adem daarnaar toe.

- **Een ontspannen herinnering**
- Ga gemakkelijk zitten en doe uw ogen dicht.
- Denk aan een situatie waarin u zich heel ontspannen heeft gevoeld.
- Probeer deze situatie goed voor de geest te halen. Waar was u? Wat zag u allemaal? Wie was erbij? Was het warm of koud? Hoe rook het? Wat hoorde u? Ga helemaal terug naar dat moment.
- Let nu eens op hoe u zich voelt. Let op uw ademhaling. Merk op dat u er rustig en ontspannen van wordt. Laat alles in die situatie nog eens de revue passeren en geniet ervan. Probeer dit gevoel een paar minuten vast te houden.

- **Uw hoofd ontspannen**

Uw hoofd en nek zijn plekken waar spanning makkelijk vast gaat zitten. De volgende oefening helpt wat verlichting brengen:
- Leg uw rechterhand in uw nek, tegen de onderkant van de schedel. (Linkshandige mensen gebruiken hun linkerhand.)
- Leg uw linkerhand op uw voorhoofd.
- Gebruik beide handen om het hoofd van de hals te 'tillen' en zo de druk van uw nekspieren te nemen. Ontspan uw armen. Wordt bewust van uw buikademhaling, adem rustig in en uit.
- Houd dit 5 minuten vol.

Werkbladen

- **Uw spieren ontspannen**

Dit is de spierontspanningsoefening van Jacobson (en is een variatie op de oefening op *Werkblad ontspanningsoefening 1*. Veel mensen vinden dit een goed bruikbare en fijne oefening. Het is een oefening waarbij u alle spieren van het lichaam achtereenvolgens aanspant en ontspant. Daarbij worden systematisch alle spieren van het lichaam nagelopen. Daardoor wordt u zich er bewust van waar de spanning zich in uw lichaam bevindt en kunt u oefenen met de ontspanning.
– Ga gemakkelijk in een stoel zitten of op bed liggen.
– Haal eerst eens diep adem.
– Span en ontspan één voor één de spiergroepen.
– Begin met het spannen van uw voeten: span ze aan, hou even vast en… laat maar weer los.
– Ga langzaam door naar boven: span uw benen, hou even vast en … loslaten maar weer.
– Voel uw kuiten, bovenbenen, dijbeenspieren. Geef ze elk apart aandacht.
– Ga door met uw billen, buik, uw armen, handen, schouders, nek en hals en gezicht.

- **De eenvoud van ontspannen: bewustwording**

Even ontspannen hoeft niet altijd via uitgebreide oefeningen in een rustige omgeving. U kunt altijd, waar dan ook, een ontspannen moment maken voor uzelf. Dat gaat als volgt:
– Neem een moment voor uzelf. Zeg tegen uzelf dat het volgende moment even voor u is.
– Zoek een plekje waar u goed zit of eventueel staat. Dat hoeft niet altijd een rustige plek te zijn, ook een plek in een volle zaal kan even 'uw plek' zijn.
– Kijk om u heen. Wat gebeurt er, wat ziet u, waar bent u precies? Probeer er met een glimlach naar te kijken.
– Neem de tijd om te genieten van het feit dat u even kunt kijken en niet mee hoeft te doen. Als u op een rustige plek met een fantastisch uitzicht zit, geniet daar dan bewust van.

- **Van fronsen naar glimlachen in seconden**

Een makkelijke manier om spanning weg te halen is het trekken van een verbaasd gezicht:
– Trek u wenkbrauwen licht op, maak uw ogen wat groter en kijk verbaasd.
– Spanning die zich in uw gezicht en voorhoofd heeft opgehoopt raakt u dan kwijt. Bewust een grijns of brede glimlach maken helpt ook.

36 Werkblad assertiviteit

(Dit werkblad kunt u downloaden via ▶ http://extras.springer.com of ▶ http://www.binnendelijnen.nu/boek/werkbladen.)

Assertief zijn betekent opkomen voor jezelf, zonder de gevoelens en belangen van een ander uit het oog te verliezen. Het gaat dus over grenzen stellen en kritiek geven, maar ook over kritiek ontvangen. Globaal gesproken zijn er drie verschillende manieren van opkomen voor jezelf:

- **Subassertief**

Subassertieve mensen durven niet of nauwelijks voor zichzelf op te komen. Ze staan de ander vooral ten dienste. Deze mensen houden te weinig rekening met zichzelf en komen daardoor ook vaak te kort in situaties met anderen. Ze voelen zich ook eerder slachtoffer van hun omgeving.

Dit betekent ook dat ze vaak veel opkroppen. En het risico daarvan zijn stressklachten en overbelasting. Deze stressklachten en overbelasting kunnen een aanleiding zijn om de voornemens rond het minderen of stoppen met alcohol te laten schieten.

- **Agressief**

Agressieve mensen walsen makkelijk over anderen heen, soms zonder dat zelf in de gaten te hebben. Dit is het type mensen waar we aan denken als we het gewoonlijk over 'assertief' hebben. Ze komen uit voor wat ze zelf willen of wat ze van iets vinden, maar zonder rekening te houden met de consequenties voor de ander. Soms is er sprake van de ander kleineren, soms de ander in de hoek drukken.

Net als subassertiviteit heeft deze manier negatieve consequenties. Het lokt veel afwijzende reacties op en leidt snel tot conflicten en uitsluiting. Ofwel: je maakt er geen vrienden mee en het leidt tot ongezonde stress. Deze ongezonde stress kan een aanleiding zijn om de voornemens rond het minderen of stoppen met alcohol te laten schieten.

- **Assertief**

Kenmerkend voor een echt assertieve houding is:
— U komt op voor uzelf op een directe, open en redelijke manier door uiting te geven aan wat u voelt, denkt, wilt en niet wilt.
— U durft zich te laten kennen, uw gevoelens en uw kwetsbaarheid te tonen.
— U voelt zich verantwoordelijk voor uzelf.
— U gaat conflicten niet uit de weg.

Maar: u blijft bij dit alles tegelijkertijd rekening houden met de gevolgen ervan voor de ander. U laat de ander uitdrukkelijk in zijn of haar waarde en respecteert de behoeften en wensen van die persoon. Mensen die zich overwegend assertief gedragen en opstellen zullen minder last hebben van stress.

Om een assertief verzoek te doen aan een ander is de volgorde:
— Ik constateer een probleem.
— Dat probleem heeft een effect op mij.
— Doe het verzoek wat u wilt doen ten aanzien van het probleem.
— Leg uit hoe het probleem volgens u dan wordt opgelost.

Voorbeeld: 'Buurman, uw radio staat erg luid en ik kan daardoor niet slapen. Kunt u deze ook zachter zetten zodat ik rustig verder kan slapen?'

Het is belangrijk om daarbij goed in het oog te houden dat u uw eigen wensen uitspreekt. Dus niet 'de buren vinden ook dat de radio te hard staat', maar wel 'ik kan daardoor niet slapen'.

Het kan geen kwaad uit te spreken wat het met je doet: "Ik ben bang dat wanneer ik weinig slaap ik mijn werk niet goed meer kan doen, en daar begin ik me nu zorgen over te maken.'

37 Werkblad 'nee' zeggen tegen alcohol

(Dit werkblad kunt u downloaden via ▶ http://extras.springer.com of ▶ http://www.binnendelijnen.nu/boek/werkbladen.)

- **Van te voren:**
  - Bepaal hoeveel glazen alcohol u maximaal wilt drinken.
  - Zeg van te voren tegen de mensen in uw omgeving dat u die avond niet of niet veel wilt drinken. Zij kunnen er dan rekening mee houden.
  - Bedenk van te voren wat u gaat doen als je het toch plotseling lastig vindt om niet te drinken: gezellig gaan dansen, een ommetje maken, kauwgom kauwen of een alcoholvrije cocktail bestellen.
  - Bedenk een beloning die van het geld dat u bespaart door geen alcohol te gebruiken kunt kopen.

- **Ter plekke:**

Het weigeren van alcohol doe je met behulp van zogenoemde non-verbale technieken (hoe u het doet) en verbale technieken (wat u zegt).

Non-verbaal:
- Reageer snel.
- Spreek met duidelijke, ferme en niet-aarzelende stem.
- Maak direct oogcontact.

Verbaal:
- Zeg eerst nee.
- Geef een alternatief om iets anders te gaan doen (een activiteit).
- Wanneer de ander blijft aandringen, vraag je hem of haar daarmee op te houden.
- Verander van gespreksonderwerp om een discussie te vermijden.
- Vermijd excuses en vage antwoorden. Redenen om niet te drinken liggen voor de hand: het is slecht voor de conditie, u geniet meer in nuchtere toestand, u wilt morgen fit zijn enzovoort.

- **Ten slotte:**

Het is belangrijk om u te realiseren dat u op de langere termijn respect zult krijgen van uw omgeving door vol te houden. Ook zal op termijn het gevoel van trek én de sociale druk verdwijnen. Volhouden maakt het dus alleen maar makkelijker!

38 Werkblad energiegevende activiteiten plannen

(Dit werkblad kunt u downloaden via ▶ http://extras.springer.com of ▶ http://www.binnendelijnen.nu/boek/werkbladen.)

Het is verstandig om systematisch energiegevende activiteiten te gaan plannen. Het leidt af en zorgt voor zingeving op een andere manier dan voorheen toen u er alcohol bij dronk.

1. De eerste stap is om activiteiten te bedenken die u graag doet of deed (en weer op zou kunnen pakken). Wanneer u het lastig vinden om te brainstormen over activiteiten is hier een hulpmiddel voor, nl. het aankruisen van voor u belangrijke waarden. Bij deze waarden kunnen activiteiten bedacht worden die zin, energie of diepte geven. Voorbeelden van belangrijke waarden zijn:

☐ plezier	☐ ondernemingszin
☐ orde	☐ stimulatie
☐ spiritualiteit	☐ verbondenheid
☐ vriendschap	☐ zeggenschap
☐ schoonheid	☐ religie
☐ gezondheid	☐ een comfortabel leven
☐ competitie	☐ innerlijke groei
☐ betere leefwereld	☐ zelfrespect
☐ veiligheid	☐ geluk
☐ levensdoel	☐ autonomie
☐ familie	☐ geld
☐ rechtvaardigheid	☐ sociale erkenning
☐ verantwoordelijkheid	☐ goed doen
☐ respect	☐ teamgeest
☐ uiterlijk	☐ nieuwsgierigheid

2. De tweede stap is om bij deze waarden passende activiteiten te bedenken.
3. De derde stap is om deze activiteiten in uw agenda te plannen, bij voorkeur wekelijks. Maak hier ook afspraken over met belangrijke anderen om u heen.

39 Werkblad noodplan

(Dit werkblad kunt u downloaden via ▶ http://extras.springer.com of ▶ http://www.binnendelijnen.nu/boek/werkbladen.)

Het komt heel vaak voor dat er momenten van terugval zullen zijn. Het gaat er dus ook niet om dat die terugval per se voorkomen wordt, maar vooral om hoe u met terugval omgaat. Het is belangrijk om een goed plan te maken met daarin vermeld wat u kunt doen *op* of *na* dat moment.

> **Terugvalplan**
>
> Zie het als een soort brandoefening: het is goed om te weten waar de brandblussers hangen en waar de nooduitgang is. En als er nooit brand uitbreekt, des te beter!

Beantwoord de volgende vragen en schrijf de antwoorden eronder. Bewaar dit werkblad goed en op een plek waar u er makkelijk bij kunt (portemonnee, handtas, bureaulade).

1. In welke situatie(s) verwacht u de grootste kans op terugval? (Bijv. uw verjaardagsfeestje, de vrijdagmiddagborrel op het werk, thuis na een avond overwerken etc.). Beschrijf deze situatie(s) zo concreet mogelijk tot het moment waarop u bang bent opnieuw te gaan drinken.

   _____
   _____
   _____
   _____
   _____

2. Wat kunt u doen om weer uit deze situatie te komen? (Bijv. weggaan, een goede vriend bellen, voorstellen om een balletje te gaan trappen etc.). Hoe gaat u dit vertellen tegen de mensen waarmee u in deze situatie bent? Wanneer u weggaat, waar gaat u dan naartoe? Hoe gedetailleerder uw plan is, hoe groter de kans van slagen.

   _____
   _____
   _____
   _____
   _____

Geraadpleegde literatuur

Leeswijzer

Beck, J. S. (2011). *Basisboek Cognitieve therapie*. Baarn: HB uitgevers.
De Graaf, R., ten Have, M., Dorsselaer, S., & Nemesis-2. (2010). *De psychische gezondheid van de Nederlandse bevolking: Opzet en eerste resultaten*. Utrecht: Trimbos-instituut.
Hermans, H. (2012). *Je piekert je suf. Over piekeren, besluiteloosheid en uitstellen*. Amsterdam: Uitgeverij Boom.
Hoogduin, K., Keijsers, G. P. J., & Minnen, A. van. (2011). *Protocollaire behandelingen voor volwassenen met psychische klachten 1 en 2*. Amsterdam: Uitgeverij Boom.
Linden, M. W. van der, Westert, G. P., Bakker, D. H. de, & Schellevis, F. G. (2004). *Tweede Nationale Studie naar ziekten en verrichtingen in de huisartspraktijk. Klachten en aandoeningen in de bevolking en in de huisartspraktijk*. Utrecht/Bilthoven: NIVEL/RIVM.
Susan Bögels, S., & Oppen, P. van (2011). *Cognitieve therapie. Theorie en praktijk*. Houten: Bohn, Stafleu van Loghum.
Trimbos-instituut & ROS-netwerk (2012). Handleiding bouwstenen zorgpaden basis GGZ. Coproductie van het Trimbos-instituut en het ROS-netwerk. http://www.eno.nl/document/handleiding-bouwstenen-zorgpaden-basis-ggz.pdf. Gedownload op: 21 oktober 2014.
Venrooij, M. H. van (editie 2014). *Protocollaire GGZ*. Utrecht: Nederlands Huisartsen Genootschap (NHG).
Venrooij, M.H van (editie 2014). *Protocollaire GGZ*. Utrecht: Nederlands Huisartsen Genootschap (NHG).
Verhaak, P. F. M., Magnée, T., Hooiveld, M., Veen, P. ten, & Bakker, D. (2014). De gevolgen invoering Basis GGZ voor de psychische en sociale hulpvraag in de huisartspraktijk. NIVEL, ▶ http://www.nivel.nl. Gedownload op: 20 februari 2015.
Vos, T., Flaxman, A. D., Naghavi, M., et al. (2010). Years lived with disability (YLDs) for 1160 sequelae of 289 diseases and injuries 1990–2010: A systematic analysis for the Global Burden of Disease Study. *Lancet, 380*(9859), 2163–2196.

Website

▶ http://www.ggzrichtlijnen.nl. Multidisciplinaire richtlijn angststoornissen. Geraadpleegd op: 20 oktober 2014.

Hoofdstuk 2

Mynors-Wallis, L. (2005). *Problem Solving Treatment for anxiety and depression. A practical guide*. Oxford: Oxford University Press.
Trimbos-instituut & ROS-netwerk (2012). Handleiding bouwstenen zorgpaden basis GGZ. Coproductie van het Trimbos-instituut en het ROS-netwerk. ▶ http://www.eno.nl/document/handleiding-bouwstenen-zorgpaden-basis-ggz.pdf. Gedownload op: 21 oktober 2014.
Venrooij, M.H van (editie 2014). *Protocollaire GGZ*. Utrecht: Nederlands Huisartsen Genootschap (NHG).

Website

▶ http://www.ggzrichtlijnen.nl. Multidisciplinaire richtlijn stemmingsstoornissen. Geraadpleegd op: 20 oktober 2014.

Hoofdstuk 3

Bohlmeijer, E. (2007). *De verhalen die we leven. Narratieve psychologie als methode*. Amsterdam: Uitgeverij Boom.
Bohlmeijer, E., Mies, L., Westerhof, G. (2007). *De betekenis van levensverhalen*. Houten: Uitgeverij Bohn Stafleu van Loghum.
Bohlmeijer, E., & Westerhof, G. J. (2010). *Op verhaal komen: Je autobiografie als bron van wijsheid*. Amsterdam: Boom.
Bohlmeijer, E., Steunenberg, B., Leontjevas, R., Mahler, M., Daniel, R., & Gerritsen, D. (2010). *Dierbare herinneringen. Protocol voor individuele life-review therapie gebaseerd op autobiografische oefening*. Enschede: Universiteit Twente.

Website

▶ http://www.ggzrichtlijnen.nl. Multidisciplinaire richtlijn Depressie. Geraadpleegd: 20 januari 2015.

Hoofdstuk 4

Bastiaanssen, M. H. H., Loo, M. A. J. M., Terluin, B, Vendrig, A. A., Verschuren, C. M., & Vriezen, J. A. (2011). Landelijke Eerstelijns Samenwerkings Afspraak Overspanning en burn-out. *Huisarts Wet, 54*(12), 10–S11–6.
Hoogduin, K., Keijsers, G. P. J., & Minnen, A. van (2011). *Protocollaire behandelingen voor volwassenen met psychische klachten 1 en 2*. Amsterdam: Uitgeverij Boom.

Geraadpleegde literatuur

Trimbos-instituut & ROS-netwerk (2012). Handleiding bouwstenen zorgpaden basis GGZ. Coproductie van het Trimbos-instituut en het ROS-netwerk. ► http://www.eno.nl/document/handleiding-bouwstenen-zorgpaden-basis-ggz.pdf. Gedownload op: 21 oktober 2014.

Venrooij, M. H. van (editie 2014). *Protocollaire GGZ*. Utrecht: Nederlands Huisartsen Genootschap (NHG).

Hoofdstuk 5

NHG-werkgroep (2014). *NHG-Standaard Slaapproblemen en slaapmiddelen* (tweede herziening 2014). *Huisarts Wet, 57*(7), 352–361.

Trimbos-instituut & ROS-netwerk (2012). Handleiding bouwstenen zorgpaden basis GGZ. Coproductie van het Trimbos-instituut en het ROS-netwerk. ► http://www.eno.nl/document/handleiding-bouwstenen-zorgpaden-basis-ggz.pdf. Gedownload op: 21. oktober 2014.

Straten, van A., Dozeman, E., & Cuijpers, P. (2014). *Slapeloosheid onder controle, overwin uw slaapproblemen door zelfanalyse*. Amsterdam: Vrije Universiteit.

Venrooij, M. H. van (editie 2014). *Protocollaire GGZ*. Utrecht: Nederlands Huisartsen Genootschap (NHG).

Verbeek, I., & Laar, van der M. (2010). *Verbeter je slaap. Werkboek voor de cliënt*. Houten: Uitgeverij Bohn, Stafleu van Loghum.

Website

► http://educatie.ntr.nl/beterslapen/. Geraadpleegd op: 24 november 2014.

Hoofdstuk 6

Hoogduin, K., Keijsers, G. P. J., & Minnen, A. van (2011). *Protocollaire behandelingen voor volwassenen met psychische klachten 1 en 2*. Amsterdam: Uitgeverij Boom.

Trimbos-instituut & ROS-netwerk (2012). Handleiding bouwstenen zorgpaden basis GGZ. Coproductie van het Trimbos-instituut en het ROS-netwerk. ► http://www.eno.nl/document/handleiding-bouwstenen-zorgpaden-basis-ggz.pdf. Gedownload op: 21 oktober 2014.

Websites

► http://www.gezondheidsraad.nl/sites/default/files/200621N.pdf. Aanbieding advies Richtlijnen goede voeding 2006. geraadpleegd op: 7. februari 2015.

► http://www.ggzrichtlijnen.nl. Multidisciplinaire richtlijn alcohol. Geraadpleegd op: 27 januari 2015.

► https://www.alcoholenik.nl. Geraadpleegd op 7 februari 2015.

► https://www.thuisarts.nl/alcohol/ik-ga-minder-alcohol-drinken. Geraadpleegd op: 7 februari 2015.

Register

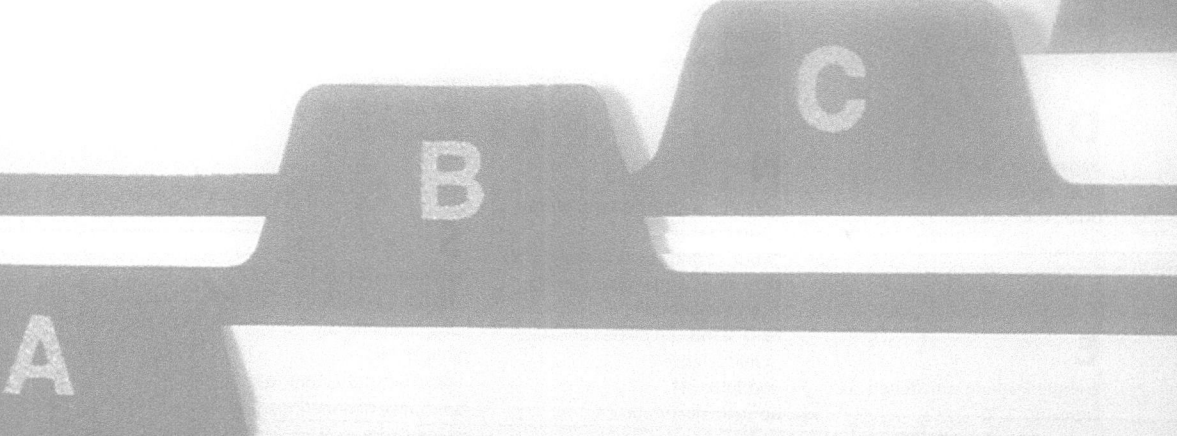

Register

A
actieplan 27
activity scheduling 32
adviezen 52
afwisseling 53, 111
alledaagse probleemoplossing 25
alternatieve gedachten 13
angstklachten 7
automatische gedachten 14

B
balans 48
belastbaarheid 48
beloning 82
blootstelling aan de lichamelijke sensaties 7
brief vanuit de toekomst 43
burn-out 48

C
cognitieve gedragstherapie 6
craving 78

D
dagindeling 52
doel 26, 78
draagkracht 48
draaglast 48

E
energiegevende activiteiten 54
exposure 7, 16
exposure in vivo; zie exposure 5

G
gedachten over slaap 65
grafiek 83

H
HIS 7

J
jeugd 40

L
Landelijke Eerstelijns Samenwerkings Afspraak, LESA 48
levensloop 39
life-review 36

M
multidisciplinaire richtlijn bij alcoholproblemen 74
multidisciplinaire richtlijn bij depressie bij ouderen 36
multidisciplinaire richtlijn voor angststoornissen 5
multidisciplinaire richtlijn voor depressie 24

N
negatief gekleurde herinneringen 36
neuro-hormonale ontregeling 50
NHG-standaard Problematisch alcoholgebruik 74
NHG-standaard Slapen en slaapmiddelen 60
noodplan 84
normale slaapduur 64

O
oefeningen 83
overademen (hyperventilatieprovocatie) 9
overmatig piekeren, ookwel
 – Gegeneraliseerde Angst Stoornis, GAS) 6
overspanning 48

P
paniekaanval 3, 8
Pavlov 79, 130
piekeren 16
piekerstop 19
probleemdefinitie 26
protocol 'Dierbare Herinneringen' 36
Protocollaire GGZ 6
PST 25

R
rationale 63
rationale van begeleiding bij problemen met alcoholgebruik 74
rationale van begeleiding bij slaapproblemen 60
rationale van begeleiding bij stress 48
rationale van Cognitieve Gedrags Begeleiding (CGB) 2
rationale van Problem Solving Treatment (PST) 24
rationale van protocol 'Dierbare Herinneringen 36
rationele gedachten 13
registraties 83
reminiscentie 36
roofbouw 50

S
slaapeffectiviteit 69
slaapefficiëntie 69
slaaprestrictie 71
SMART 78
somatisch onderzoek 63
specifieke herinneringen 36
standaardglas 77
stepped care 6
straf 82
stress 48
stressbronnen 51
stressgerelateerde veranderingen 52
stressoren 51
symptomen van een paniekaanval 11

T

terugval 84
trek 78

U

uitdaagtechnieken 13
uitdaagvragen 13
uitleg 37

V

verantwoord alcoholgebruik 76
voorwerpen 38

W

waarden 32, 55
werkzaamheid van PST 24

Z

zinvol leven 43

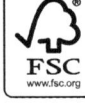

MIX
Papier aus verantwortungsvollen Quellen
Paper from responsible sources
FSC® C105338

If you have any concerns about our products,
you can contact us on
ProductSafety@springernature.com

In case Publisher is established outside the EU,
the EU authorized representative is:
**Springer Nature Customer Service Center GmbH
Europaplatz 3, 69115 Heidelberg, Germany**

Printed by Libri Plureos GmbH
in Hamburg, Germany